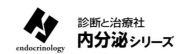

Dr. Young's Endocrine Clinical Pearls

実診療から生まれた 内分泌 クリニカルパール

執筆
William F. Young, Jr., MD, MSc
Professor of Medicine, Mayo Clinic College of Medicine, Chair, Division of Endocrinology, Diabetes, Metabolism, & Nutrition at Mayo Clinic, Rochester, Minnesota, USA

翻訳・編集
成瀬　光栄 国立病院機構京都医療センター内分泌代謝高血圧研究部長
平田結喜緒 先端医療振興財団先端医療センター病院長
田辺　晶代 国立国際医療研究センター病院糖尿病内分泌代謝科医長

診断と治療社

The Mayo Clinic Story

Mayo Clinic, located in Rochester, Minnesota, USA, is the first and largest integrated nonprofit medical group practice in the world — employing 4,000 physicians and scientists and 51,000 allied health staff. The practice specializes in treating difficult cases through tertiary and quaternary care. Mayo Clinic was founded 150 years ago. In 1919 the Mayo brothers signed over all of the assets of the Clinic to a Foundation so that the institution could become a permanent part of healthcare in the USA. Mayo Clinic's primary statement is that "the needs of the patient come first." Each year, more than one million patients from all 50 states and from more than 150 countries around the world are evaluated at Mayo Clinic.

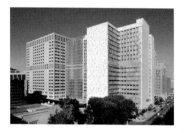

The establishment of endocrinology as a discipline at Mayo Clinic can be traced back to Dr. Henry Plummer in the early 1900s. Dr. Plummer introduced iodides in the preoperative management of Graves' disease and described toxic multinodular goiter (Plummer's disease). The Division of Endocrinology, Diabetes, Metabolism, and Nutrition was formally established in 1967. Today, with 40 clinical endocrinologists, 2 career scientists, and 24 advanced care providers, it is the fourth largest of the 13 divisions that compose the Department of Internal Medicine at Mayo Clinic. The clinical endocrinologists are all located on the 18th floor of the Mayo Clinic Building — forming one of the largest practice-based groups of endocrinologists in the world. One hundred ninety-two clinical endocrine fellows have completed their training at Mayo Clinic. The Division also has a National Institutes of Health–supported training grant, which provides 6 postdoctoral endocrine fellows with additional laboratory-based research training.

All divisional members belong to one or more core groups, reflecting their areas of interest and expertise : Bone and Mineral ; Diabetes and Metabolism ; Hospital ; Hospital Nutrition ; Lipid ; Outpatient Nutrition ; Pituitary-Gonad-Adrenal ; Thyroid ; and, Transplant. The goals of these core groups are to 1) identify and critically review new or emerging diagnostic and treatment strategies and, when appropriate, incorporate them into divisional practice ; 2) foster, encourage, and coordinate research and education within their areas of expertise ; and 3) monitor the activities of and provide staffing to the corresponding subspecialty clinics. The leadership of the Division is rotated every 8 to 10 years. There have been 6 Division Chairs since 1967 — William F. Young, Jr., MD, has been the Division Chair since 2012.

PREFACE

"Endocrine Clinical Pearls" are unique clinical endocrine insights based on lessons learned from caring for patients with complex adrenal and pituitary disorders for over 30 years at Mayo Clinic in Rochester, Minnesota, USA. Thirty challenging clinical scenarios are presented, each of which leads to a multiple choice question addressing the best clinical management. The correct answer is provided and is followed by a discussion that includes: an overview of the disorder; rationale for why the correct answer is correct; and, explanations for why the distractors are incorrect. Pertinent references from the medical literature are provided. Each clinical vignette is then summarized in the form of 1 to 5 clinical pearls. These pearls are valuable clinical lessons— learn them, keep them in a safe place, and don't lose them! I hope clinicians find the clinical pearls helpful as they navigate the complex care of patients with adrenal and pituitary disorders.

September, 2015

William F. Young, Jr., MD, MSc
Professor of Medicine, Mayo Clinic College of Medicine, Chair, Division of Endocrinology, Diabetes, Metabolism, & Nutrition at Mayo Clinic, Rochester, Minnesota, USA

執筆者プロフィール

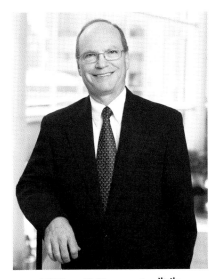

William F. Young, Jr. 先生

William F. Young, Jr. 先生は米国ミネソタ州ロチェスターにあるMayo Clinic の Mayo Clinic College of Medicine の教授で、特に、名誉ある Tyson Family Endocrinology Clinical Professorship の称号を受けておられます。Mayo Clinic の内分泌部門の Chair でもあり、世界で最も大きな内分泌内科のリーダーとして活躍されており、米国内分泌学会の前会長でもあります。これまで内分泌性高血圧、副腎や下垂体疾患に関する 240 以上の論文を発表されており、citation も約 8,500 と、非常に多く引用されています。さらに、教育に関する多くの受賞歴、米国内あるいは国際的な会議での 350 回以上の講演、世界の 100 以上の医療機関での客員教授など、まさに世界を代表する内分泌の臨床医・研究者です。

刊行にあたって

"Pearls"の意味はもちろん，「真珠」であるが，同時に「貴重なもの」との意味で使われる．著者であるDr. William F. Young, Jr.は米国Mayo Clinic Department of Endocrinologyの教授で，臨床内分泌学の分野では，米国のみならず世界で最も著名な内分泌臨床医・研究者の一人である．本書はDr. YoungのMayo Clinicでの長年にわたる実診療から，副腎疾患，下垂体疾患の30例の症例を選び，「内分泌診療の重要なエッセンス」を抽出，執筆いただいた．実際の症例をもとに，臨床情報，その診断・治療に関連するKey question，その解答の解説の形式となっている．2015年3月に企画され，半年で30篇の原稿の執筆という，大変な作業となったが，Dr. Youngはまさに着々と執筆され，時には1週間に3篇も執筆されることもあった．本企画の当初より大変快くお引き受けいただき，また米国内分泌学会の主要な役職，Mayo Clinicでの診療，世界各地での講演など，超多忙なスケジュールであるにもかかわらず，「誠実に約束は守る」との先生のお人柄を表す作成過程であった．翻訳は私と先端医療センター病院長の平田結喜緒先生，国立国際医療研究センター病院の田辺晶代先生の3名で分担したが，原稿の英語は簡潔で意味は理解できても，それを適切な日本語に翻訳するのに時として苦労したのも事実である．

Dr. Youngとは2008年に弘前で開催された日本内分泌学会総会（須田俊宏会長）の招待講演で来日されて以来の親交である．以降，本年まで計8回にわたり来日いただき，Mayo-Japan Endocrine Seminarを京都および東京にて開催してきた．先生の明解で面白く，入念に準備された講演は毎回，多くの参加者に感動を与えている．本書はそのダイジェスト版ともいえるもので，先生の長年の内分泌診療の極意を短時間で知ることができると言って過言ではない．米国と日本の保険医療制度の差から，必ずしもすべてがそのままわが国に適応できるとは限らないが，米国の内分泌診療を知るよい機会でもある．英語の表現など，そのままの文章を是非見ていただきたいところがあったが，国内での出版であるため翻訳は避けて通れなかった点，ご容赦願いたい．是非，気楽に読んで内分泌の日常診療に役立つ"Endocrine Clinical Pearls"を楽しんでいただければ幸いである．

2015年11月

国立病院機構京都医療センター
臨床研究センター副センター長
内分泌代謝高血圧研究部長
成瀬光栄

序文

　一般診療では患者の病歴，身体所見，検査所見から鑑別診断をあげて診断を絞り込んでいく過程は臨床医にとって最も醍醐味のあるものといえ，内分泌疾患の診療も同じである．病態に関連する病歴の巧みな聴取能力，ホルモン異常に基づく特有の身体的特徴（顔貌，体型など）や異常な検査値を見逃さない鋭い観察力，そして鑑別に必要で適切な内分泌検査や画像検査を選択し，得られた情報から推論し最終的に的確な臨床診断を下すといった科学者としての深い洞察力，そして科学的根拠に基づいた最適の治療選択肢を患者に提供――といったこれら一連の知識と技能が内分泌専門医には要求される．

　しかし若手医師が内分泌疾患患者を診療する際に，みたことがない徴候，難解なホルモン異常の病態生理，あるいは難渋する診断や治療といった場面に遭遇することは少なくない．このような時に指導医からの適切なアドバイスやコメントは大変貴重なものとなる．臨床では指導医からのちょっとしたヒントは適切な診断や治療に結びつくことがしばしばある．それは長い臨床経験と科学的根拠に裏打ちされた指導医の適切な言葉として若手医師に伝えられる．米国ではこのような指導医の貴重な助言を"Clinical Pearl"（「臨床的珠玉」）とよんでいる．

　今回国際的に著名な臨床内分泌学者であるMayo ClinicのYoung教授が"Endocrine Clinical Pearls"と題して自ら経験した30例の副腎・下垂体疾患の症例を選び，症例ごとに画像や写真を駆使して症例の提示，診断と治療の設問，その解答の解説，関連文献，そして最後に彼の貴重な内分泌の助言（クリニカルパール）で完結している．Young教授の講演を何度か聴講したことがあるが，若手医師にとって症例提示型の大変わかりやすい教育的な内容である．彼がMayo Clinicで医学生，レジデント，スタッフから内分泌教育に関する賞（ベストティーチャー）を何度も授与される由縁である．このような教育に卓越した臨床医は高く評価，尊敬され，米国ではMaster Clinician（臨床医の師）とよばれている．まさに彼こそ臨床内分泌学における最上のMaster Clinicianとよぶにふさわしい．

　今回刊行される「内分泌クリニカルパール」はMayo Clinicでの彼の臨床内分泌学の教育法のダイジェスト版ともいえる良書である．現在わが国で内分泌診療に従事している指導医，専門医，専攻医，総合医，研修医，医学生といった幅広い読者を対象に，一人でも多く彼の内分泌診療のエッセンスに触れていただきたい．

2015年11月

先端医療振興財団先端医療センター病院長
東京医科歯科大学名誉教授
平田結喜緒

目　次

The Mayo Clinic Story ……………………………………………………………………………… ii
PREFACE …………………………………………………………………… William F. Young, Jr.　iii
執筆者プロフィール ………………………………………………………………………………… iii
刊行にあたって ……………………………………………………………………………… 成瀬光栄　iv
序文 …………………………………………………………………………………………… 平田結喜緒　v
執筆・翻訳・編集者一覧 ……………………………………………………………………………… viii
Mayo-Japan Endocrine Seminar ……………………………………………………………………… viii

下垂体

Case 1 （22歳 女性）　下垂体柄病変 …………………………………………………………… 2
Case 2 （28歳 女性）　原発性 empty sella 症候群に伴うホルモン所見 ……………………… 4
Case 3 （34歳 男性）　女性化乳房 ……………………………………………………………… 6
Case 4 （36歳 女性）　下垂体囊胞 ……………………………………………………………… 10
Case 5 （58歳 男性）　下垂体偶発腫瘍 ………………………………………………………… 12
Case 6 （62歳 男性）　多尿, 多飲, 脳神経麻痺を伴うトルコ鞍腫瘍 ………………………… 16
Case 7 （36歳 男性）　Cushing 症候群のスクリーニング検査としての
　　　　　　　　　　　　　24時間尿中遊離コルチゾール ……………………………………… 18
Case 8 （54歳 女性）　Cushing 症候群のスクリーニング ……………………………………… 20
Case 9 （20歳 男性）　ACTH 依存性 Cushing 症候群の病型診断 …………………………… 22

副　腎

Case 10 （21歳 女性）　妊娠中の Cushing 症候群 ……………………………………………… 26
Case 11 （22歳 女性）　副腎疾患患者における眼所見 ………………………………………… 30
Case 12 （50歳 女性）　囊胞性副腎腫瘍 ………………………………………………………… 33
Case 13 （66歳 女性）　どの時点で悪性褐色細胞腫と診断すべきか ………………………… 36

Case 14	(22歳 女性)	MEN type2A 患者における副腎腫瘍	40
Case 15	(22歳 女性)	妊娠合併原発性アルドステロン症	42
Case 16	(28歳 女性)	妊娠合併褐色細胞腫	44
Case 17	(24歳 女性)	遺伝子異常が疑われる褐色細胞腫の診断	46
Case 18	(30歳 女性)	慢性浮腫を伴う高アルドステロン血症	49
Case 19	(32歳 女性)	スペル(発作)と褐色細胞腫の検索	52
Case 20	(33歳 女性)	褐色細胞腫に対する副腎静脈サンプリング	55
Case 21	(34歳 女性)	原発性アルドステロン症におけるスクリーニング	58
Case 22	(41歳 女性)	副腎不全のステロイド補充療法	60
Case 23	(46歳 男性)	原発性アルドステロン症における副腎静脈サンプリング	62
Case 24	(43歳 女性)	両側多発副腎腫瘍によるCushing症候群	66
Case 25	(51歳 女性)	巨大副腎腫瘍の術後治療	69
Case 26	(55歳 男性)	ミネラロコルチコイド受容体拮抗薬と副腎静脈サンプリング	72
Case 27	(58歳 女性)	褐色細胞腫のスクリーニング検査	74
Case 28	(59歳 女性)	副腎不全の最も頻度の高い原因	77
Case 29	(68歳 女性)	側腹部痛と両側副腎腫瘍	80
Case 30	(73歳 男性)	急速に増大する副腎腫瘍	83

索引 ... 86

本書の血液検査結果の表の見方…表内の検査値の横の( )内に記載しているのは米国の基準値(範囲)である.

執筆・翻訳・編集者一覧

●執筆

William F. Young, Jr., MD, MSc

Professor of Medicine, Mayo Clinic College of Medicine,

Chair, Division of Endocrinology, Diabetes, Metabolism, & Nutrition at Mayo Clinic, Rochester, Minnesota, USA

●翻訳・編集

成瀬　光栄　国立病院機構京都医療センター内分泌代謝高血圧研究部長

平田結喜緒　先端医療振興財団先端医療センター病院長

田辺　晶代　国立国際医療研究センター病院糖尿病内分泌代謝科医長

Mayo-Japan Endocrine Seminar

　米国 Mayo Clinic の William F. Young, Jr. 先生によるクリニカルパールをわが国の内分泌疾患診療に従事する臨床医に紹介するため，2009 年から毎年，京都あるいは東京において，"Mayo-Japan Endocrine Seminar" が開催されている．これまでの開催実績を下表に記す．機会があれば読者の先生方も是非参加されたい．

Year	Time	Date	Place	Topics
2009	1st	12.19	Tokyo International Forum	Pheochromocytoma Symposium 2009
2010	2nd	12.16	Kyoto Medical Center	MTS：Endocrine Hypertension in USA
		12.17	Mochida Harmaceutical Luke hall	MTS：Primary Aldosteronism in Japan and USA
2011	3rd	12.8	Kyoto Medical Center	Endocrine Case Discussion
		12.10	Tokyo International Forum	Symposium 2011 Primary Aldosteronism -Now & Future-
2013	4th	1.10	Kyoto Medical Center	MTS：TES Clinical Guideline of Pheo/Para
2014	5th	1.9	Kyoto Medical Center	Endocrine Case Seminar
		1.10	Kyoto Medical Center	Endocrine Research Seminar
2014	6th	9.22	Tokyo Station Conference	MTS：Preclinical Adrenal Diseases： PA renaissance Clinical Study ＆ Research Seminar on PA
2015	7th	1.15	Mielparque Kyoto	Mayo-Japan Endocrine Seminar(Kyoto)
2015	8th	1.17	Tokyo Station Conference	Mayo-Japan Endocrine Seminar(Tokyo)

I 下垂体

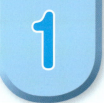

Case 1

Ⅰ 下垂体

下垂体柄病変

22歳女性：最近見つかったトルコ鞍腫瘤のセカンドオピニオンのため受診した．患者は過去6か月にわたる頭痛のため頭部 MRI を撮った（図1）．

患者は 6 か月前に健康な男児を出産した．妊娠と出産は順調であった．3 か月間の母乳に問題なく，いったん母乳を止めても持続する乳汁漏出はなかった．月経周期は再開していない．疲労感と頭痛を除いて患者は元気である．視野検査は正常である．

患者は治療と診断目的で内視鏡的経鼻下垂体手術を受けるように勧められていた．患者はどうすべきかで医師の意見を求めている．

血液，尿検査結果を表1，2 に示す．

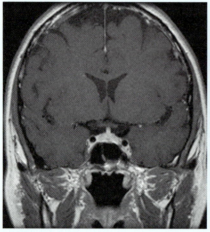

冠状断　　　　　　　　　矢状断

図1 頭部 MRI

表1 血液検査結果

ナトリウム	138 mEq/L	カリウム	3.8 mEq/L	クレアチニン	1.1 mg/dL
TSH	0.9 mIU/L(0.3〜4.2)	遊離 T4	0.3 ng/dL(0.9〜1.7)	ACTH	6 pg/mL(10〜60)
コルチゾール(午前8時)	4.9 μg/dL(7〜25)	LH	3.6 IU/L(2.1〜10.9)	FSH	6.5 IU/L(3.9〜8.8)
エストラジオール	20 pg/mL(30〜100)				
プロラクチン	5 ng/mL(4.8〜23.3)	※ 10 および 100 倍希釈でも同じ結果		IGF-1	328 ng/mL(122〜384)

表2 尿検査結果

浸透圧(早朝第一尿)	930 mOsm/kg(150〜1,150)

Q 補充療法（ハイドロコルチゾンとレボサイロキシン）の開始に加えて，次のステップとして最も適切なのはどれか．

A．血清αフェト蛋白とβ-hCG の測定
B．骨サーベイの実施
C．示唆された経蝶形骨洞手術の実施
D．3 か月内の内分泌検査と下垂体 MRI の再評価
E．標準的な水制限試験の用意

解説

◆産褥期に下垂体機能低下症を合併したトルコ鞍腫瘤があればリンパ球性下垂体炎を強く疑うべきである．本患者の頭部 MRI において，下垂体柄の下半分を巻き込む均一に造影される前部トルコ鞍腫瘤を示す（図 2，矢印）．リンパ球性下垂体炎の治療の選択肢は欠損したホルモンを補充し，外科的介入を避けることである．したがって本患者で経蝶形骨洞下垂体手術へ進む（解答 C）のは適切な次のステップとは言えない．炎症性プロセスは通常自発的に消褪するもので，外科的な腫瘤減量術を必要としない．患者には別の下垂体ホルモン欠損の出現や腫瘤効果の進展の経過観察が必要である．MRI にて腫瘤の拡大が証明できる限られた症例では治療用量のグルココルチコイドの短期間治療を考慮できる．

◆胚細胞腫は若い女性で下垂体柄腫瘤として発症しうる．したがって α フェト蛋白や β-hCG の測定（解答 A）は本患者では合理的ではあるが，あげられたオプションの中では最良の解答ではない．

◆ランゲルハンス細胞組織球症も下垂体柄腫瘤の鑑別にあげられ，骨サーベイ（解答 B）は本診断に役立ちうる．しかし分娩後という設定ではリンパ球性下垂体炎が最も可能性が高い．

◆尿崩症は下垂体柄腫瘤の患者ではまれではない．しかし本患者は多尿や多飲もなく早朝スポット尿は良好な濃縮能を示している．患者は 2 次性副腎不全があるために軽度の尿崩症はマスクされ得る．患者の尿崩症の徴候と症状については注意

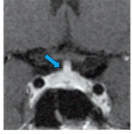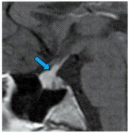

図②　前部トルコ鞍腫瘤
図 1 の一部を拡大．

を払うべきではあるが，この時点では標準的な水制限試験（解答 E）は必要ない．

◆過去 20 年にわたる Mayo クリニックでみた 152 例の下垂体柄病変のうち，49 例（32%）は腫瘍性，30 例（20%）は炎症性，13 例（9%）は先天性奇形，そして 60 例（39%）は原因不明であった．尿崩症は 43 人（28%），また少なくとも一つの下垂体前葉ホルモン欠損は 49 人（32%）に診断された．2 次性性腺機能低下症が最も一般的なホルモン欠損症であった．

正解：D

文献

- Di Iorgi N, et al.: Pituitary stalk thickening on MRI: when is the best time to re-scan and how long should we continue re-scanning for? *Clin Endocrinol (Oxf)* 2015 Mar 11.
- Turcu AF, et al.: Pituitary stalk lesions: the Mayo Clinic experience. *J Clin Endocrinol Metab*. 2013; **98**: 1812-1818.
- Yoon SC, et al.: Clinical and radiological features of pituitary stalk lesions in children and adolescents. *Ann Pediatr Endocrinol Metab* 2014; **19**: 202-207.

✧クリニカルパール✧

① 下垂体柄病変の鑑別診断は極めて広範で，原発性脳内および転移性悪性腫瘍を含む．
② 下垂体柄病変患者では下垂体前葉・後葉の両ホルモンの欠損症を評価する必要がある．
③ 下垂体柄病変患者の初期検査は臨床的背景と所見に基づいて行うが，特にいくつかの疾患（例：先天性奇形，リンパ球性下垂体炎，胚細胞腫，サルコイドーシス，ランゲルハンス細胞組織球症，転移性疾患）はすべての患者で考慮する必要がある．
④ 下垂体柄病変で良性疾患の可能性が最も高ければ（例：リンパ球性下垂体炎），外科的介入は避けるべきである．多くの患者では頻回の画像検査と臨床的な経過観察が合理的なアプローチである．

Case 2

I 下垂体

原発性 empty sella 症候群に伴うホルモン所見

28歳女性：最近発見された下垂体異常のため紹介された．患者は慢性頭痛に悩まされたため頭部 MRI を撮った（図1）．MRI 画像ではトルコ鞍の大部分は脳脊髄液の陰影で満たされている．

患者は疲労感を除き下垂体機能障害に関連する徴候や症状がない．月経は周期性である．既往歴に下垂体関連疾患はなく，患者には2人の子供（3歳と6歳）がいる．患者の頭痛はスマトリプタン（片頭痛薬）でコントロールされている．

身体所見：健康に見える女性で身長と体重は正常，特に異常な所見はない．定量的視野測定法を用いた視野検査は正常である．

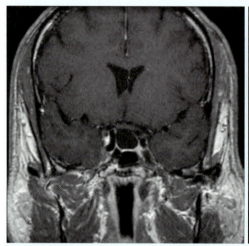
冠状断

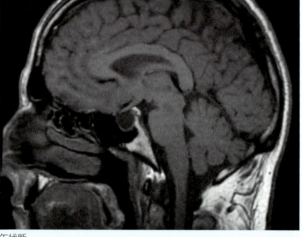
矢状断

図1 頭部 MRI

Q 本患者で最もみられる検査結果はどれか．

	血清コルチゾール	血清遊離 T_4	血清 IGF-1	一晩絶食後の血清浸透圧
A	低値	低値	低値	高値
B	正常	低値	低値	高値
C	正常	正常	低値	高値
D	正常	正常	正常	正常

解説

◆本患者の MRI 画像で示されるように empty sella という用語は「下垂体組織で必ずしも完全に充満していない拡大したトルコ鞍」のことをさす．二次性 empty sella とはトルコ鞍が下垂体腺腫によって拡大した際，腫瘍を外科的に切除したり，放射線照射や梗塞によって障害された時に生ずる．二次性 empty sella 患者では，一般的にある程度の下垂体機能低下症がある．

◆原発性 empty sella ではトルコ鞍隔膜の先天的欠損のため脳脊髄液が入り込んでトルコ鞍を拡大し下垂体腺を圧排する．MRI で認められる下垂体組織は通常トルコ鞍底に圧排されている．原発性 empty sella 患者の 50% までに良性の頭蓋内圧亢進がみられる．原発性 empty sella では下垂体機能は通常正常である．頭部 MRI では部分的もしくは完全型の原発性 empty sella は，本患者にみられるように決してまれな偶発的所見ではない．不完全なトルコ鞍隔膜は人口の約 25% に存在し，部分的あるいは完全型 empty sella の素因となりうる．原発性 empty sella 患者の全部ではないが大部分は正常な下垂体機能をもっている．さらに原発性 empty sella 症候群に関連した下垂体機能障害がある時には，通常視床下部―下垂体―性腺系の機能障害によるもので，決して尿崩症にはならない．したがってオプション A, B, C で示す種々の程度に下垂体機能低下症はありえるが，その可能性は低い．よって正常の月経周期と明らかな妊孕性をもつ本患者では解答 D が正解である．

正解：D

● 文 献

・Giustina A, et al.：Primary empty sella：Why and when to investigate hypothalamic-pituitary function. *J Endocrinol Invest* 2010；**33**：343-346.
・Guitelman M, et al.：Primary empty sella（PES）：a review of 175 cases. *Pituitary* 2013；**16**：270-274.

クリニカルパール

① 不完全なトルコ鞍隔膜はまれではなく，部分的 empty sella 症候群は一般的である．ほぼ完全型 empty sella は時にみられる．
② 原発性 empty sella 症候群は一般に頭部 MRI での偶発的所見であり，通常，ホルモン欠損症を合併しない．
③ 原発性 empty sella 症候群患者では標的となる下垂体ホルモンを測定すべきで，もし正常なら追加検査あるいはフォローアップは不要である．
④ 二次性 empty sella（下垂体手術，照射，もしくは梗塞による）患者では，ある程度の下垂体機能低下症が一般的である．

Case 3 　I 下垂体

女性化乳房

34歳男性：約7年前から始まった乳房の腫大の専門家による診察を希望．乳房の腫大は左が右より大きく，軽度に非対称性で，徐々に大きくなり痛みも伴うようになった．痛みのため患者は最近6か月はスポーツブラを着けていた．これまで乳汁漏出はない．患者はマリファナを使用したことはなく，また女性化乳房を起こすことが知られている薬剤を服薬したこともない．患者は性欲の減退を自覚している．

身体所見：過体重（BMI 34 kg/m^2）だが一見健康に見える．血圧120/76 mmHg，脈拍64回／分．甲状腺は正常に触知し，臨床的に正常甲状腺状態である．両側に5度の女性化乳房がみられる（図1）．両側乳房に乳腺組織を触知するも腫瘤は触知しない．乳汁漏出も認めない．精巣は両側ともに10 ccである（基準値15〜25 cc）．

血液検査結果を表1に示す．

マンモグラフィ（図2）にて両側乳房に濃度の増強を認め，女性化乳房による両側性変化に最も合致する所見である．左乳房の非対称性は局所圧排像で分散することから折り重なった組織による画像上のアーチファクトと一致する．左右いずれの乳房にも腫瘤，石灰化，あるいは他の異常な所見はみられない．

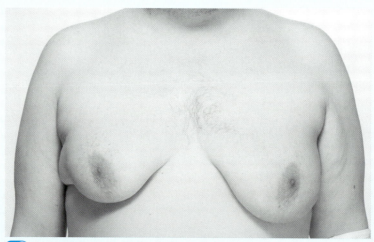

図1　女性化乳房

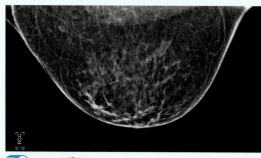 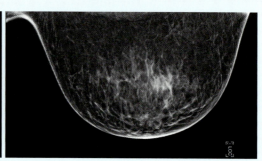

図2　マンモグラフィ

表① 血液検査結果

総テストステロン	185 ng/dL（240〜950）		
バイオアベイラブル*テストステロン	17 ng/dL（72〜235）		
LH	1.5 IU/L（1.8〜8.6）	FSH	3.0 IU/L（1.0〜18.0）

*遊離型と弱くアルブミンなどに結合したテストステロンの総和．

Q 本患者の女性化乳房で最も可能性の高い原因はどれか．

A. Klinefelter症候群
B. 偽性女性化乳房
C. 下垂体マクロアデノーマ
D. 持続性思春期女性化乳房
E. 甲状腺機能亢進症

解説

◆女性化乳房とは乳腺成分の増加による男性の乳房腫大と定義される．腫大の程度はかすかにみえる小さな中心性の乳輪下円の乳腺組織から，本患者にみられるような正常な思春期あるいは成人女性の乳房まで様々である．女性化乳房は片側あるいは両側のこともあり，しばしば有痛性で圧痛がある．肥満男性の乳房腫大は全部あるいは大部分が脂肪組織の沈着（偽性女性化乳房）によるものかもしれないので，肥満男性では女性化乳房の存在を確認するのは時に困難である．一見女性化乳房にみえる患者の評価の最初のステップには真性の女性化乳房（乳腺組織）を偽性女性化乳房（脂肪組織）や乳がんから鑑別することである．本患者では乳腺組織が触診やマンモグラフィによって確認されているため，本患者は偽性女性化乳房（解答B）ではない．

◆思春期女性化乳房はしばしば軽度で両側性，有痛性であり，思春期の男子の約2/3で起こり，女性化乳房の原因では単独で最も多い．成因はアロマ化の亢進によるアンドロゲンからエストロゲンへの転換と考えられている．すなわちテストステロンが成人レベルに達する前に血中エストロゲン濃度は健常男性で予想される範囲にまで達する．思春期女性化乳房は罹患した思春期男子の90%

表② 思春期後女性化乳房の原因

- 薬剤（最も多い原因）
- 性腺機能低下症（原発性あるいは続発性）
- 甲状腺機能亢進症
- 肝硬変
- 栄養不良
- 精巣腫瘍
- 副腎皮質がん（非常にまれな女性化乳房の原因）

以上で2〜4年以内に自然に消失する．成人期まで持続した時は持続性思春期女性化乳房とよばれる．ここに提示した症例の場合，女性化乳房は思春期以降に始まり，進行性であったことから，持続性思春期女性化乳房（解答D）ではない．

◆思春期後女性化乳房の原因を表2に示す．それぞれについて，以下に詳しく解説する．

◆**薬剤**：女性化乳房を起こしうる薬剤は次のようなものがある．抗アンドロゲン剤（たとえばフルタミド，スピロノラクトン），抗菌薬（たとえばイソニアジド，ケトコナゾール），抗がん剤（たとえばアルキル化剤，イマチニブ），抗潰瘍薬（たとえばシメチジン），循環器薬（たとえばジゴキシン，メチルドパ），非合法薬（たとえばマリファナ，ヘロイン），ホルモン剤（たとえばエストロゲン，アンドロゲン，タンパク同化ホルモン，ヒト絨毛性ゴナドトロピン［hCG］），向精神薬（たとえばハロペリドール，フェノチアジン）．これら

の薬剤のいくつかは複数の作用機序をもつ．たとえばスピロノラクトンはアンドロゲン受容体でテストステロンの作用を阻害，テストステロンのエストラジオールへのアロマ化を促進，精巣からのテストステロン分泌を低下，そしてテストステロンのクリアランスを増加する．

◆**性腺機能低下症**：原発性（精巣不全）あるいは続発性（下垂体不全）であろうと性腺機能低下症は女性化乳房の一般的な原因である．原発性性腺機能低下症の原因には遺伝子異常（たとえばKlinefelter症候群）あるいは精巣機能に影響する他のいくつかのプロセス（たとえば感染，外傷）がある．Klinefelter症候群（解答A）では精巣は小さくて硬く，またLHやFSH濃度が増加していることから，この診断は本患者の臨床像とは合致しない．続発性性腺機能低下症の最も多い原因は下垂体ゴナドトロピン産生細胞の機能を破壊あるいは阻害する疾患あるいは非機能性下垂体マクロアデノーマである．プロラクチノーマはPRLがLHやFSH分泌を減少させることで女性化乳房を引き起こすのであって，PRL自身が直接女性化乳房を引き起こすのではない．ここに示したような臨床像を示す本患者は非機能性下垂体マクロアデノーマと判明し，MRI撮影にて確認できた（図3）．血清PRL濃度はわずかに増加していたが下垂体柄の圧迫を伴っていた．続発性性腺機能低下症は下垂体手術後も持続したため，患者はテストステロン補充療法を受けた．疼痛は少し低下したが女性化乳房が退縮しないため，患者は両側乳房切除術による形成外科的治療を受ける選択をした．

◆**甲状腺機能亢進症**：甲状腺機能亢進症の男性患者の25%以上に女性化乳房を伴う．このような患者ではLH分泌が増加する結果，Leydig細胞でのテストステロン産生とアロマ化の両方が亢進する．このような患者ではアンドロゲンからエストロゲンへの末梢でのアロマ化も亢進する．加えて性ホルモン結合グロブリンが増加するため遊離テストステロン濃度が低下する．本患者の場合，続発性性腺機能低下症であるが甲状腺は触診上正常であり，臨床的にも正常甲状腺機能状態である——したがって本患者の女性化乳房の原因が甲状腺機能亢進症（解答E）の可能性は極めて低い．

◆**肝硬変**：肝硬変患者では副腎アンドロゲン産生が増加しエストロゲンへのアロマ化が亢進する．加えて，肝硬変患者の多くでスピノロラクトンが使用されている．

◆**栄養不良**：重症疾患や飢餓では続発性性腺機能低下症を発症するが，副腎エストロゲン産生は影響を受けない．このような病態下ではアンドロゲンとエストロゲンの比率が低下するために女性化乳房になりやすくなる．栄養状態が改善して続発性腺機能低下症が回復すると，思春期にみられるような女性化乳房が生じることもある．

◆**精巣腫瘍**：精巣の胚芽細胞腫はhCGを過剰分泌して精巣のテストステロン産生を増加させるが，またLeydig細胞のアロマターゼ活性も亢進

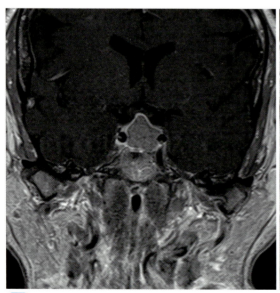
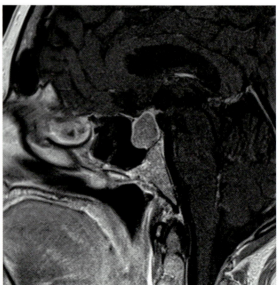

図3 頭部MRI

する．また他の腫瘍（肺，胃，腎，肝）でもhCGの過剰分泌が起こる．

◆**副腎皮質がん**：女性化乳房患者でまれではあるがエストロゲン分泌性副腎腫瘍（大部分は副腎皮質がん）によるものがある．

正解：D

● 文 献
- Braunstein GD：Clinical practice. Gynecomastia. *N Engl J Med* 2007；**357**：1229-1237.
- Mainiero MB, *et al.*：ACR Appropriateness Criteria Evaluation of the Symptomatic Male Breast. *J Am Coll Radiol* 2015；**12**：678-682.
- Narula HS, *et al.*：Gynaecomastia--pathophysiology, diagnosis and treatment. *Nat Rev Endocrinol* 2014；**10**：684-698.

クリニカルパール

① 思春期女性化乳房はしばしば軽度で両側性，有痛性であり，思春期の男子の約2/3で起こり，女性化乳房の原因では単独で最も多い．

② 思春期後女性化乳房の原因には薬剤（最も多い原因），性腺機能低下症（原発性あるいは続発性），甲状腺機能亢進症，肝硬変，栄養不良，精巣腫瘍，非常にまれだが副腎皮質がん，などが含まれる．

③ 一見女性化乳房にみえる評価の最初のステップは真性の女性化乳房（乳腺組織）を偽性女性化乳房（脂肪組織）や乳がんから鑑別することである．

④ 原発性（精巣不全）あるいは続発性（下垂体不全）による性腺機能低下症は女性化乳房の一般的な原因である．

Case 4　I 下垂体

下垂体嚢胞

36歳女性：偶然発見された下垂体異常のため意見を求められた．患者はストレスに関係する頭痛に悩まされ，頭部CTを撮った．CTでトルコ鞍腫瘍が示唆されたため，さらに頭部MRIにて精査した(図1)．MRIにて下垂体前葉の上部に7 mmの嚢胞があり，視交差の下部表面に接していた．

患者の頭痛は消失した．患者は下垂体ホルモンの過剰あるいは欠損の徴候はない．月経周期は規則的で，乳汁漏出や視力障害もない．視野検査は正常である．

血液検査結果を表1に示す．

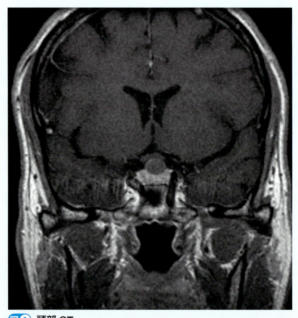

図1　頭部CT
冠状断画像で鞍上部に嚢胞様病変がみられる．

表1　血液検査結果

TSH	1.1 mIU/L（0.3〜4.2）	遊離T4	1.2 ng/dL（0.9〜1.7）	コルチゾール（午前8時）	12 μg/dL（7〜25）
プロラクチン	28 ng/mL（4〜15.2）	IGF-1	222 ng/mL（90〜360）		

Q　次の診療のステップとして最も適切なのはどれか．

A．経蝶形骨洞下垂体手術を施行
B．脳脊髄液の採取［αフェト蛋白，ヒト絨毛性ゴナドトロピン（β-hCG）測定］
C．ドパミン作動薬治療の開始
D．経前頭骨開頭術の実施
E．経過観察と年一回の視野検査とMRIの継続

解説

◆下垂体嚢胞は典型的には下垂体前葉と後葉の間に生じ，しばしばRathke嚢胞とよばれる．時に下垂体嚢胞が下垂体頂部に位置すると本患者のMRI画像で示されるような"巣の中の鳥の卵のような外観"を呈する．下垂体嚢胞は視野欠損をきたさない限り通常無害である．ある程度の下垂体機能不全を引き起こさないで下垂体嚢胞を完全に除去するのは困難である．よって外科的介入（解答AとD）はしばしば臨床的に重要な術後合併症を引き起こす．加えて完全な外科的切除を試みた後でも下垂体嚢胞の再発／持続率は高い．

◆脳脊髄液の α フェト蛋白や β-hCG の測定（解答B）は胚細胞腫が考えられる下垂体柄あるいは視床下部腫瘍患者では役立つかもしれない．しかし胚細胞腫は充実性で血管豊富な腫瘍であり，単純な下垂体嚢胞と混同してはならない．したがって本患者での髄液中の腫瘍マーカー測定は役立たない．

◆血清プロラクチン値は参照値上限をわずかに超えるぐらいの増加である．プロラクチノーマは通常出血でない限り嚢胞性ではなく，たとえそうだとしても典型的には嚢胞状と充実性の混合した腫瘍である．本患者は純粋の嚢胞性病変であり，下垂体腫瘍に合致しない．血清プロラクチンの軽度の増加は嚢胞の下垂体柄への圧排により下垂体前葉ラクトトロープが持続的なドパミン抑制から解除されるためと考えられる．本患者はプロラクチン過剰に関連する症状を示していない（月経周期は正常で乳汁漏出もない）．ドパミン作動薬治療（解答C）は血清プロラクチンを正常化するが，いかなる症状にも影響を与えないし，下垂体嚢胞の縮小も起こさない．

◆下垂体嚢胞は経過観察すべきであり，もし視野欠損が生じるまたは生じた時に手術を考慮すべきである．したがって本患者で次に取るべきステップは経過観察で年一回の視野検査とMRIの継続（解答E）が正解である．1年後の画像検査で下垂体嚢胞の変化はみられなかった．本患者はその後数年間にわたり毎年フォローされ，MRIの所見あるいは視野検査に変化はなかった．12年後，患者は年一回の視野検査だけを受けている．

正解：E

● 文 献

・Han SJ, et al.：Rathke's cleft cysts：review of natural history and surgical outcomes. J Neurooncol 2014；**117**：197-203.
・Mendelson ZS, et al.：Rathke's cleft cyst recurrence after transsphenoidal surgery：a meta-analysis of 1151 cases. J Clin Neurosci 2014；**21**：378-385.
・Naylor MF, et al.：Rathke cleft cyst：CT, MR, and pathology of 23 cases. J Comput Assist Tomogr 1995；**19**：853-859. Erratum in：J Comput Assist Tomogr 1996；**20**：171.

クリニカルパール

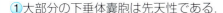

① 大部分の下垂体嚢胞は先天性である．
② 下垂体嚢胞は通常無症状で，他の理由で行った画像検査で偶然見つかる．
③ 下垂体嚢胞の外科的介入は通常様々な程度の下垂体機能低下症をきたす．
④ 下垂体嚢胞は視野欠損を引き起こさない限り経過観察にすべきである．

Case 5

I 下垂体

下垂体偶発腫瘍

58歳男性：持続する頸の痛みのためプライマリケア医を受診した．頸椎 X 線写真を撮影(図1)．頸椎の変性変化に加えて，放射線医はトルコ鞍の拡大と鞍背の消失の所見を認めたため，頭部 MRI 撮影を実施した(図2)．頭部 MRI にてトルコ鞍底から蝶形骨洞へ伸展する 2.6 × 2.7 cm の下垂体マクロアデノーマを認め，腫瘍は鞍上部にも伸展して視交差に接触するも変形なし．

患者は下垂体機能低下あるいは機能亢進の徴候を示さず，家族歴に下垂体腺腫もない．

身体所見：過体重(BMI 30.5 kg/m^2)であるが一見健康に見える．血圧 136/89 mmHg，脈拍 62 回／分．先端肥大症，Cushing 症候群，あるいは下垂体機能低下症に合致する所見はない．定量的視野測定法で検査した視野は正常である．

血液検査結果を表1に示す．

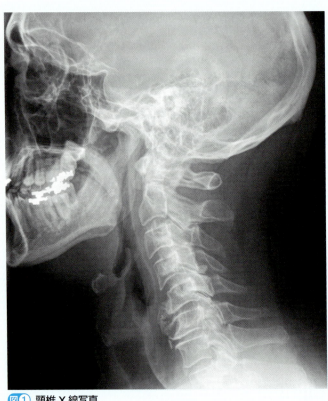

図① 頸椎 X 線写真

表① 血液検査結果

プロラクチン	31 ng/mL（4～23）	総テストステロン	84 ng/dL（300～950）
LH	1.5 IU/L（1～9）	FSH	1.4 IU/L（1～13）
IGF-1	185 ng/mL（182～780）	コルチゾール（午前 8 時）	14 μg/dL（7～25）

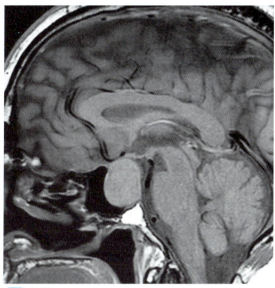
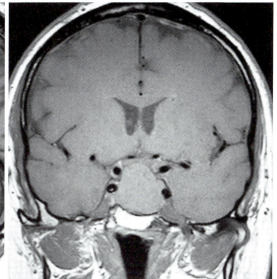

図❷ 頭部 MRI

Q 追加し得る内分泌検査が一つの場合，最も適切なのはどれか．

A. 24 時間尿中コルチゾール排泄量の測定
B. 血清遊離サイロキシン濃度の測定
C. 絶食朝方の尿浸透圧の測定
D. MEN1 変異遺伝子検査の依頼
E. 血清プロラクチン濃度を連続希釈して再検

 解説

◆本患者は偶発的に見つかった下垂体マクロアデノーマで，軽度に増加した血清プロラクチン濃度は非機能性下垂体マクロアデノーマによる "下垂体柄(圧排)効果" と合致するものであろう．しかし血清プロラクチンを 10 倍と 100 倍に希釈して再検(解答 E)したところ，実際の数値は 3,209 ng/mL(正常：4〜23)であった．本患者ではプロラクチン分泌性腺腫(プロラクチノーマ)を同定することで有効な薬物治療を実施し，手術を回避できた．この場合の手術は非治癒性であったであろうし，また下垂体機能低下症になっていたかもしれない．

◆プロラクチン分泌性マクロアデノーマ患者における血清プロラクチンの偽性低値は "高用量フック効果" とよばれ，一段法を用いた化学発光測定法(CLIA)や免疫放射測定法(IRMA)でみられる．一段法の IRMA 法でのフック効果のメカニズムを図 3 に示す．

◆患者血清と標識した検出抗体(人)は同時に不動化した捕獲抗体(Y)に暴露される．最初は検出抗体と捕獲抗体は過剰なため各抗体で捕獲されて検出されるプロラクチン(PRL)量は検体中の PRL 濃度に正比例する．しかし PRL 濃度が不動化した捕獲抗体の結合能を超えても，検出抗体が依然過剰であると，用量反応関係が消失する．よって捕獲抗体が過剰な中で PRL は検出抗体と強く結びつき始めると，検出抗体の結合能が限定的になってくる．したがってこのような状況下では捕

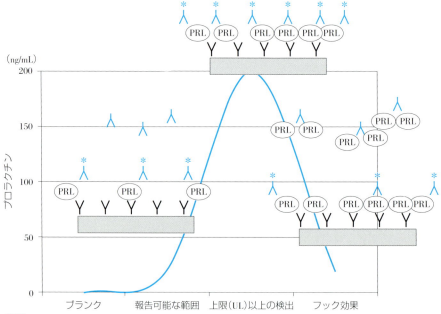

図③ 一段法のIRMA法でのフック効果のメカニズム
Y：不動化した捕獲抗体，人：標識検出抗体，人：PRLと不動化した捕獲抗体に結合した測定シグナルを出す検出抗体，PRL：プロラクチン

表② 下垂体マクロアデノーマ患者に対して考慮すべき検査
サブクリニカルな機能亢進症をスクリーニング
連続希釈した血清プロラクチン
インスリン様成長因子(IGF-1)
24時間尿中遊離コルチゾール
機能低下症をスクリーニング
午前8時の血清コルチゾール
遊離サイロキシン
絶食朝方の尿浸透圧

獲PRLに結合した検出抗体の量がPRL濃度に逆比例する結果，検体中のPRL濃度は全体に過小評価されてしまう．

◆偶発的に発見された下垂体マクロアデノーマ患者に対して臨床医は表2の測定を考慮すべきである．

◆今回提示されたような症例の場合，午前8時の血清コルチゾールが全く正常で身体所見ではCushing症候群の徴候がないことを照らし合わせると，24時間尿中遊離コルチゾール（解答A）測定は不必要であろう．遊離サイロキシン（解答B）と絶食朝方の尿浸透圧（解答C）は本患者で実施するべきである．しかしながら不必要で非治癒性の可能性のある手術を避ける目的で，連続希釈した血清PRL測定が先行されるべきである．本患者は多発性内分泌腫瘍1型(MEN1)（解答D）であったかもしれないが，MEN1の初発症状に58歳の下垂体偶発腫瘍は考えにくい．もしここでMEN1が心配なら簡単なスクリーニング試験として血清カルシウムを測定すればよい．

正解：E

● 文献

· Chanson P, et al.: Management of clinically non-functioning pituitary adenoma. *Ann Endocrinol* (Paris) 2015; **76**: 239-247.
· Freda PU, et al.: Pituitary incidentaloma: an endocrine society clinical practice guideline. *J Clin Endocrinol Metab* 2011; **96**: 894-904.
· Kawaguchi T, et al.: Diagnostic pitfalls of hyperprolactinemia: the importance of sequential pituitary imaging. *BMC Res Notes* 2014; **7**: 555.
· Maiter D, et al.: Therapy of endocrine disease: the challenges in managing giant prolactinomas. *Eur J Endocrinol* 2014; **170**: R213-227.
· Petakov MS, et al.: Pituitary adenomas secreting large amounts of prolactin may give low values in immunoradiometric assays. The hook effect. *J Endocrinol Invest* 1998; **21**: 184-188.
· Schöfl C, et al.: Falsely low serum prolactin in two cases of invasive macroprolactinoma. *Pituitary* 2002; **5**: 261-265.
· St-Jean E, et al.: High prolactin levels may be missed by immunoradiometric assay in patients with macroprolactinomas. *Clin Endocrinol* 1996; **44**: 305-309.

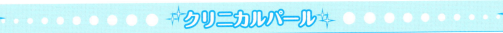

① 巨大な下垂体腫瘍患者の診断的評価では血清 PRL の連続希釈は必須である．
② 下垂体偶発腫瘍患者はサブクリニカルな下垂体機能亢進症や機能低下症を評価する検査を行うべきである．

Case 6 Ⅰ 下垂体

多尿，多飲，脳神経麻痺を伴うトルコ鞍腫瘍

62歳男性：最近発見されたトルコ鞍腫瘍の精査を依頼された．頭部MRI（図1）でトルコ鞍に均一の造影効果のある腫瘍が鞍上部槽に進展し視交叉と漏斗部を巻き込んでいた．腫瘍は両側の内頚動脈内側に隣接し，またトルコ鞍後部骨壁と後床突起を巻き込んでいた．

患者はステージⅠ-非小細胞肺がん切除のため6か月前に開胸術を実施．過去4週間にわたり，進行性の倦怠感，多飲，多尿を自覚．下垂体ホルモンの欠乏あるいは過剰による他の症状はなかった．MRI撮影の5日前，複視と左眼瞼下垂を自覚．以前頭部MRIの撮影なし．

身体所見：左第Ⅵ脳神経の完全麻痺および左第Ⅲ脳神経の部分麻痺を認めた．

血液検査結果を表1に示す．

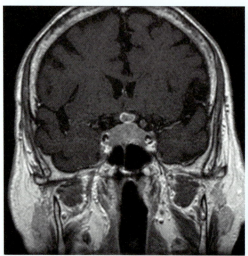
冠状断

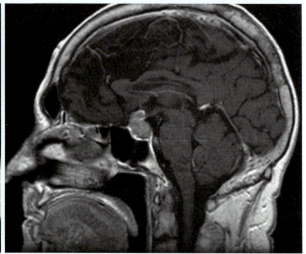
矢状断

図1 頭部MRI

表1 血液検査結果

ナトリウム	146 mEq/L	カリウム	4.5 mEq/L	空腹時血糖	106 mg/dL
TSH	1.3 mIU/L（0.3～4.2）	遊離T₄	0.6 ng/dL（0.9～1.7）	コルチゾール（午前8時）	5.2 μg/dL（7～25）
ACTH	6 pg/mL（10～60）	プロラクチン	84 ng/mL（4～15.2）	LH	1.0 IU/L（1.8～8.6）
総テストステロン	90 ng/dL（240～950）	GH	0.4 ng/mL（0.01～0.97）	IGF-1	108 ng/mL（51～194）

Q 本患者のトルコ鞍腫瘍として最も可能性が高いものはどれか．

A. プロラクチノーマ
B. ヌルセル（null cell）下垂体腫瘍
C. 転移性非小細胞肺がん
D. リンパ球性下垂体炎
E. 頭蓋咽頭腫

🔍 解説

◆ 良性下垂体腫瘍(解答 A, B)は脳神経麻痺や尿崩症の症状を呈さない. さらに良性下垂体腫瘍は通常, 本患者にみられるような MRI で造影効果を示さない. リンパ球性下垂体炎(解答 D)や頭蓋咽頭腫(解答 E)は MRI で造影効果を示しうるが, 脳神経麻痺を通常伴わないし, 普通 62 歳男性では両疾患を診断することはない. 本患者の臨床症状(造影効果のある下垂体柄に及ぶトルコ鞍腫瘤, 下垂体前葉機能不全, および尿崩症の可能性)に肺がんの既往を考えれば最も合致するのは転移性疾患(解答 C)である. 尿崩症は良性下垂体腺腫の症状の中ではまれ(1% 以下)であるため, 患者が尿崩症と急速に増大する下垂体腫瘤を呈した場合, トルコ鞍転移を最も疑うべきである.

◆ 下垂体へのがん転移は生存中に発見されるトルコ鞍内腫瘤の中ではまれな原因である. がん患者で剖検時に下垂体を検索すると, 下垂体転移が約 3.5% にみられる. 大部分の下垂体転移は臨床的に無症状であり, また CT 画像でも小さくて検出できない. 生存中に発見される場合, 最も一般的な臨床症状は尿崩症, 視力障害(たとえば第 III あるいは第 IV 脳神経麻痺), 程度の異なる下垂体機能低下症である. 下垂体柄でのドパミン運搬を遮断して正常のプロラクチン産生が抑制されるのに伴い, 軽度の高プロラクチン血症(たとえば血清プロラクチン値が通常 200 ng/mL 以下)が存在することもある.

◆ 原発性悪性腫瘍で最も一般的な臓器(頻度別に)は乳房, 肺, 腎, 大腸, 皮膚(黒色腫), 前立腺, 甲状腺, 胃, 膵, 鼻咽頭, リンパ腫, 子宮, 肝である. 乳がんと肺がんが下垂体転移の大部分を占める. 約 80% の症例では下垂体転移の発見は原発性腫瘍が発見された後, もしくは同時である(平均期間は 3 年). 原発がんの診断と下垂体転移の発見との期間で最も長いのは乳がん患者, 最も短いのは肺がん患者, でみられる.

◆ 下垂体への転移経路には血行性播種, 下垂体門脈経由で視床下部—下垂体からの播種, トルコ鞍近傍あるいは頭蓋底からの直接進展, もしくは鞍上部槽からの髄膜播種がある. おそらく後葉は下垂体動脈から直接動脈血が供給されるために, 大部分の転移は後葉に及ぶ. しかし前葉は直接動脈血が供給されていないため, 通常前葉に及ぶ転移は後葉病巣からの直接進展による.

◆ 下垂体への転移性疾患は予後不良の徴候といえる(1 年死亡率は 70%). 本患者も MRI 実施後, わずか 2 か月で死亡した. トルコ鞍転移に伴い予後不良のため, 最も合理的な治療方法は緩和的放射線療法, 適応があれば下垂体標的ホルモン補充療法, 原発腫瘍を標的にした化学療法である. 転移巣は通常びまん性, 浸潤性, 血管性, 出血性のため, 全摘は一般に不可能である. 視交叉圧排による視野欠損を呈した患者ではトルコ鞍転移の腫瘍減量術が有効となることもある. 進行性の視力消失の患者では腫瘍周辺浮腫による腫瘤効果の軽減を狙い高用量デキサメタゾンが適応となることもある.

正解:C

● 文 献

- Ariel D, et al.: Clinical characteristics and pituitary dysfunction in patients with metastatic cancer to the sella. Endocr Pract 2013; 19: 914-919.
- Demssie YN, et al.: Medical image. Pituitary metastasis. N Z Med J 2014; 127: 76-78.
- Gormally JF, et al.: Pituitary metastasis from breast cancer presenting as diabetes insipidus. BMJ Case Rep 2014.
- Heshmati HM, et al.: Metastases to the pituitary gland. The Endocrinologist 2002; 12: 45-49.
- Komninos J, et al.: Tumors metastatic to the pituitary gland: case report and literature review. J Clin Endocrinol Metab 2004; 89: 574-580.

✦ クリニカルパール ✦

① 突然発症した汎下垂体機能低下症と脳神経麻痺は不吉な予兆である.
② 良性下垂体腫瘍の症状は緩徐な発症であり, まれにしか尿崩症を合併しない.
③ 汎下垂体機能低下症が突然発症した場合, 下垂体卒中, 炎症性, あるいは転移性によるトルコ鞍部の下垂体—視床下部病変を疑う必要がある.

Case 7 　Ⅰ 下垂体

Cushing 症候群のスクリーニング検査としての 24 時間尿中遊離コルチゾール

36 歳男性：Cushing 症候群の疑いで評価を依頼された．患者は過去 1 年間で 7 kg の体重増加があり，著明な疲労感がある．

身体所見：BMI 30.4 kg/m^2，血圧 120/76 mmHg．患者の肥満は対称性．皮膚は青白く，赤紫色の線条はなく，また進展部表面の色素沈着もない．鎖骨上窩および背頸部の脂肪沈着は欠如している．近位筋力は正常．

患者のかかりつけ医は 24 時間蓄尿を指示し，表 1 の結果を得た．

 24 時間蓄尿検査結果

コルチゾール	295 μg/日（3.5〜45）	クレアチニン	1,183 mg/日	尿量	6.6 L/日（変動が大きいが概ね< 3）

Q 次の診療ステップとして最も適切なのはどれか．

A. 午前と午後の血清コルチゾール濃度の測定
B. 24 時間尿中遊離コルチゾール排泄量の再検（今回は 3 日間の水分制限下で）
C. 頭部 MRI を実施
D. 血清 ACTH 濃度の測定
E. 副腎 CT を実施

 解説

◆疲労感と体重増加は高コルチゾール血症に特異的な症状ではない．加えて患者は身体所見で Cushing 症候群の徴候を示していない．したがって本患者での Cushing 症候群の臨床的疑いは極めて低く，多くの臨床医はこのような状況では高コルチゾール血症の検査をしなかったであろう．しかしこの患者は Cushing 症候群の検査を受け，24 時間尿中遊離コルチゾール排泄量が著明な異常を示した．内分泌検査の臨床的適応が少ないかないような患者で得られた異常な検査結果は一般に内分泌専門医へ紹介される．このような状況下で内分泌専門医に重要なことは患者に直接対応することであり，決して臨床検査の結果ではない！

◆24 時間尿中遊離コルチゾール排泄量は 24 時間にわたる血清遊離コルチゾールの指標である．尿中に出現するコルチゾールは，血清遊離コルチゾール（コルチゾール結合グロブリンあるいはアルブミンに結合しない分画）の糸球体濾過量から腎尿細管の少量の再吸収分を差し引いた総和である．24 時間尿中遊離コルチゾールは一日に副腎で産生されるコルチゾールの 1% 以下を反映している．重度の身体的ストレス（たとえば集中治療室での重症疾患）を除いて 24 時間尿中遊離コルチゾール排泄量が著明な偽陽性になるような状況はほとんどない．臨床医がしばしば見過ごす一つの要因は水負荷と尿量増加の状況下では腎でのコルチゾール濾過量が増加することである．本患者は尿量が非常に多く（6.6 L/日），これが尿中コルチゾール排泄を亢進する最も可能性の高い原因である．よって正解は患者に経口の水分摂取を 1 日 2

L以下に制限するように指示し，3日後に再度24時間蓄尿を行うことである（解答B）．"大量の水は健康によい"といった誤った考えで患者は多量に飲水していた．再度24時間蓄尿すると尿量は1.6 L/日，コルチゾール排泄は26 μg/日であった．

◆ Cushing症候群の特異的な徴候や症状が欠如していれば追加検査あるいは経過観察の必要はない．本症例の解決の別のアプローチとしては真夜中の唾液中コルチゾール検査であろう．

◆ 本患者で午前と午後の血清コルチゾール濃度を測定（解答A）しても，日内変動と正常濃度を再確認するだけで，著明に増加した尿中コルチゾール値は依然説明できない．

◆ 頭部MRI（解答C）は臨床医がACTH依存性Cushing症候群の診断を確信するまでは実施すべきでない．

◆ 血清ACTH測定（解答D）は臨床医がCushing症候群と確定するまでは実施すべきでない．

◆ 副腎CT（解答E）は臨床医がACTH非依存性Cushing症候群の診断を確信するまでは実施すべきでない．

正解：B

● 文 献

- Fenske M：Urinary free cortisol and cortisone excretion in healthy individuals：Influence of water loading. *Steroids* 2006；**71**：1014-1018.
- Mericq MV, et al.：High fluid intake increases urine free cortisol excretion in normal subjects. *J Clin Endocrinol Metab* 1998；**83**：682-684.
- Nieman LK, et al.：The diagnosis of Cushing's syndrome：An Endocrine Society Clinical Practice Guideline. *J Clin Endocrinol Metab* 2008；**93**：1526-1540.

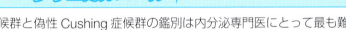

クリニカルパール

① 軽度の内因性Cushing症候群と偽性Cushing症候群の鑑別は内分泌専門医にとって最も難しい役割の一つである．
② 内分泌学で鍵となるクリニカルパールは検査結果ではなく常に患者に対応することである．
③ 尿量が著明に増加（たとえば＞5 L）すると尿中遊離コルチゾールの上昇は偽陽性になり得る．

Case 8 Cushing 症候群のスクリーニング

Ⅰ 下垂体

54 歳女性：Cushing 症候群の疑いで精査を依頼される．患者は過去 1 年にわたり 7 kg の体重増加あり．自分の顔がますます丸く赤くなるので患者自身がインターネット検索にて Cushing 症候群の記述を見つけ，それかもしれないと考えている．また患者は進行する疲れやすさとイライラ感も心配している．現在服薬しているのはリシノプリル，経口エストラジオール，およびフェノバルビタールである．

身体所見：BMI 32.3 kg/m^2，血圧 124/82 mmHg．過体重は対称的にみえる．皮膚はいくぶん菲薄ではあるが赤紫色の線条はない．多毛症もない．背頸部脂肪沈着を少量認める．近位筋力は正常である．

かかりつけ医は 1 mg 一晩法デキサメタゾン抑制試験（DST）を指示し，翌朝の患者の血中コルチゾール濃度は 9.8 μg/dL（基準値＜1.8）であった．

Q 次にすべき検査として最も適切なのはどれか．

A. デキサメタゾン 2 mg を用いて一晩法 DST を再度行い，コルチゾールの他に血中デキサメタゾン濃度を測定
B. 遊離コルチゾールインデックスを決めるためにコルチゾール結合グロブリンを測定
C. 下垂体中心の頭部 MRI を実施
D. フェノバルビタール治療を中断し，6 週後に 1 mg 一晩法 DST を再検
E. 24 時間尿中遊離コルチゾールを測定

解説

◆Cushing 症候群の検査は次の 3 つのステップからなると考えられる：(1) スクリーニング検査，(2) 確認検査，(3) 病型検査．

◆スクリーニング検査は 24 時間尿中遊離コルチゾール（UFC），午後 11 時の唾液中コルチゾール，および午前 8 時と午後 4 時の血清コルチゾールの測定から開始すべきである．残念ながら Cushing 症候群の診断は一般に単刀直入なものではない．たとえば 24 時間 UFC が正常でも Cushing 症候群を除外できない（たとえば Cushing 症候群患者の 10 〜 15% では 24 時間 UFC の測定で 4 回のうち 1 回は正常である）．加えて内因性 Cushing 症候群のすべての病型でコルチゾール産生が周期的となりうるために生化学的な記録や抑制試験の解釈に混乱が生じる．Cushing 症候群の臨床的疑いが高いのに 24 時間 UFC 排泄が正常であれば何度も 24 時間 UFC 測定することが指示される（たとえば 4 か月間に毎月）．24 時間 UFC 測定の基礎値はアルコール中毒，うつ病，重症疾患，あるいは高尿量（たとえば 1 日 4 L 以上）でも増加することがある．

◆午後 11 時に得られた唾液中コルチゾール濃度は Cushing 症候群の感度が 92% である．血清コルチゾール濃度の日内変動の欠如はグルココルチコイド分泌の自律性を支持する根拠となる所見である．

◆1 mg 一晩法 DST も別のスクリーニング検査である．午後 11 時に 1 mg のデキサメタゾンを投与

した翌朝8時に血清コルチゾール濃度を測定する．健常人の血清コルチゾール濃度は1.8μg/dL以下に抑制される．Cushing症候群に加えて1 mg一晩法DSTでコルチゾールが抑制されない原因には患者の過誤でデキサメタゾンを服薬しなかった場合，コルチゾール結合グロブリンの増加（たとえばエストロゲン治療あるいは妊娠中），肥満，肝のCYP3A4酵素を誘導してデキサメタゾン代謝を促進しうる薬物（たとえば抗けいれん薬，フェノバルビタール，プリミドン，リファンピシン，トピラマート），腎不全，アルコール中毒，精神疾患（たとえばうつ病），ストレス，あるいは検査エラーなどがある．

◆本患者のような臨床状況下では，原因となりうる薬物（解答A）を中止して1 mg一晩法DSTを再度実施することもできるが，臨床医の最良のオプションとしてはこれらの薬物を服薬している患者に対して代替のスクリーニング試験，たとえば24時間UFC排泄（解答E）あるいは連続した（少なくとも2回）真夜中の唾液中コルチゾールの測定を用いることである．加えて本患者ではフェノバルビタール治療を中止しても他に混乱させる可能性の薬物（外因性エストロゲン）によるコルチゾール結合グロブリンへの効果には影響しない．もう一つの管理オプションとして血清デキサメタゾンの測定（解答A）がある．しかしながら血中のデキサメタゾンレベルに照らした血清コルチゾール濃度を解釈するための臨床医に向けた正確な基準表は未だに確立されていない．

◆外因性エストロゲン投与は血中のコルチゾール結合グロブリン濃度を増加するため血清コルチゾールの測定値が増加する結果，1 mg一晩法DSTでのコルチゾール抑制が一見欠如している．血中コルチゾール結合グロブリンは測定（解答B）可能だが，コルチゾール結合グロブリン濃度に基づいた有効な"遊離コルチゾールインデックス"はない．したがってエストロゲン治療中の患者で1 mg一晩法DST後の血清コルチゾールが抑制されなければ，Cushing症候群の代替のスクリーニング試験を考慮すべきである．

◆最後に，このような状況下での頭部MRI（解答C）は，Cushing症候群が確認されACTH依存性を決める必要がない限り実施すべきでない．

正解：E

● 文 献

・Ambrogio AG, et al.：Drugs and HPA axis. *Pituitary* 2008；**11**：219-229.
・Asvold BO, et al.：Association between posttest dexamethasone and cortisol concentrations in the 1mg overnight dexamethasone suppression test. *Endocr Connect* 2012；**1**：62-67.
・Capel I, et al.：Topiramate as a Cause of False Positive in the Overnight 1-mg Dexamethasone Suppression Test. *Endocr Pract* 2014；**20**：e116-118.
・Kageyama K, et al.：Evaluation of the diagnostic criteria for Cushing's disease in Japan. *Endocr J* 2013；**60**：127-135.
・Nieman LK, et al.：The diagnosis of Cushing's syndrome：an Endocrine Society Clinical Practice Guideline. *J Clin Endocrinol Metab* 2008；**93**：1526-1540.

クリニカルパール

① Cushing症候群の診断は一般に単純なものではなく，軽症Cushing症候群と正常との区別には4種類のスクリーニング検査のすべてが必要かもしれない．
② 臨床医はCushing症候群の各スクリーニング検査について偽陽性をもたらしうる重要な因子を知っておく必要がある．
③ 1 mg一晩法DSTでコルチゾールが抑制されない原因には患者の過誤でデキサメタゾンを内服しなかった，コルチゾール結合グロブリンの増加（たとえばエストロゲン治療あるいは妊娠中），肥満，肝のCYP3A4酵素の誘導によりデキサメタゾンの代謝を促進する薬物（例：抗けいれん薬，フェノバルビタール，プリミドン，リファンピシン，トピラマート），腎不全，アルコール中毒，精神疾患（例：うつ病），ストレス，検査エラーなどがある．

Case 9 ACTH依存性Cushing症候群の病型診断

I 下垂体

20歳男性：Cushing症候群の精査を依頼された．患者は3か月前に顔面の円形化，腹部，内股，腋下に幅広い赤紫色の皮膚線条，広範なざ瘡といったCushing症候群の徴候が出現し，急速に進行した．患者は複数の医師の診察を受けるも診断できず，患者の友人がインターネットでCushing症候群の記載を見てこの病気に間違いないと患者に伝えた．また，最近患者は高血圧と診断された．

現在の投薬内容はアテノロール（50 mg/日），リシノプリル（10 mg/日）．

身体所見：BMI 27.4 kg/m²，血圧 144/96 mmHg，脈拍54回/分．顔面は円形で充満し（満月様）赤い．顔面と背部に中等度のざ瘡を認める．腋下，側腹部，大腿部内側に幅1.5～2.0 cmの赤紫色の皮膚線条を認める．5回深く膝を屈曲することが困難で近位筋力が低下している．背頸部と鎖骨上窩に少量の脂肪沈着を認める．

頭部MRIにて"トルコ鞍左側に微少腺腫を示唆するT1低強張像の4 mmの病巣"を認める．

血液，唾液，尿検査結果を表1, 2, 3に示す．

表① 血液検査結果

ナトリウム	142 mEq/L	カリウム	3.5 mEq/L	カルシウム	9.7 mg/dL
空腹時血糖	116 mg/dL	AST	30 U/L	クレアチニン	1.0 mg/dL
コルチゾール（午前8時）	31.4 μg/dL（7～25）	ACTH	121 pg/mL（10～60）		

表② 唾液検査結果

真夜中の唾液中コルチゾール	850 ng/dL（< 100）

表③ 尿検査結果

尿中遊離コルチゾール	812 μg/日（3.5～45）	クレアチニン	1,100 mg/日

Q 次のステップとして最も適切なのはどれか．

A. 下錐体静脈洞サンプリングによるACTH測定
B. デキサメタゾン抑制下CRH刺激試験
C. 高用量デキサメタゾン抑制試験
D. ¹¹¹In-DTPA-ペンテレオチドを用いたソマトスタチン受容体シンチグラフィ
E. 経蝶形骨洞手術による選択的下垂体腺腫摘除

解説

◆内分泌専門医にとって最も難しい臨床問題の一つに，いかに真性 Cushing 症候群を偽性 Cushing 症候群から鑑別するかがある．しかし本患者の身体所見と検査値に基づけば，Cushing 症候群の診断は明瞭であり，一部の臨床医が用いている偽性から真性の Cushing 症候群を鑑別するための検査としてのデキサメタゾン抑制下 CRH 刺激試験（解答 B）は余分であろう．加えてこのような極めて重要な鑑別に必要な精度を欠く単一の検査より，むしろこの鑑別を導くような病歴や身体所見に筆者は信頼を置いている．

◆与えられた情報からは，本患者が ACTH 依存性 Cushing 症候群であるとわかり，また重要な問題はその原因が ACTH 産生下垂体腫瘍あるいは異所性 ACTH 分泌（たとえば気管支カルチノイド腫瘍）によるのかである．徴候の急激な発症と著明な進行は臨床的に異所性 ACTH を疑わせる．加えて下垂体依存性 Cushing 症候群は基本的に女性に多い疾患であることから，ACTH 依存性 Cushing 症候群のすべての男性患者では異所性 ACTH の可能性を真剣に考慮すべきである．本患者は若いが，気管支カルチノイド腫瘍が 14 歳の若い人でも Cushing 症候群の原因と判明した例もある．最後に，MRI でみられる一見トルコ鞍の小さな異常は正常人にも一般的にみられるものであり，顕著な Cushing 症候群を急激に発症した男性患者という状況の中でのこの画像所見は信用できるものとはいえない．すなわち直接経蝶形骨洞手術へ進む（解答 E）ことは重篤な管理上の誤りを生むことになる．したがって本患者では下錐体静脈洞サンプリング（IPSS）（解答 A）が次に進むべき最も適切な検査である．しかし，もし女性患者で Cushing 症候群の徴候が緩徐に出現し，下垂体 MRI で微少腺腫（たとえば＞ 5 mm）が確実に見つかった場合（図 1），臨床的判断は違ったものになってくる．このような臨床的設定の場合には，ACTH 産生下垂体腺腫の可能性が極めて高く，術前 IPSS なしに経蝶形骨洞手術が考慮されうる．最後に IPSS は本手技に習熟した専門家がいる紹介施設でのみ実施すべきである．

◆高用量デキサメタゾン抑制試験（DST）（解答 C）は IPSS が用いられるよりずっと以前（1960 年代）に開発された．高用量 DST は下垂体依存性と異所性 ACTH の Cushing 症候群の原因を鑑別するのに信頼できる検査とはいえず，もはやその目的のために用いるべき検査ではない．

◆ ^{111}In-DTPA- ペンテレオチドを用いたソマトスタチン受容体シンチグラフィ（解答 D）は異所性 ACTH 症候群と確定できた患者にのみ実施すべきである．この画像手法では偽陽性の結果がしばしばあるため，本画像検査で同定した病変は術前には必ず他の画像検査（たとえば CT，MRI）でも共

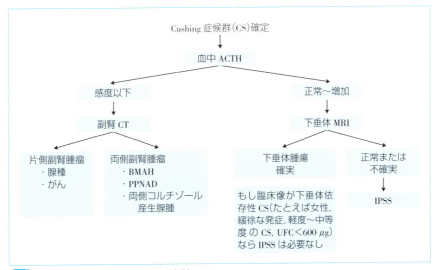

図① Cushing 症候群（CS）の病型診断
BMHA：両側巨大結節性過形成，IPSS：下錐体静脈洞サンプリング，PPNAD：原発性色素沈着結節性副腎皮質病，UFC：尿中遊離コルチゾール

局在していることを確認する必要がある．

◆本患者ではIPSSの所見から異所性ACTH分泌であることが裏付けられた．ソマトスタチン受容体シンチグラフィと胸部CTスキャンにより左肺上葉の気管支カルチノイド腫瘍の共局在が示された．7 mmのカルチノイド腫瘍が切除され，Cushing症候群は治癒した．

正解：A

● 文 献

- Aron DC, et al.: Effectiveness versus efficacy: the limited value in clinical practice of high dose dexamethasone suppression testing in thedifferential diagnosis of adrenocorticotropin-dependent Cushing's syndrome. *J Clin Endocrinol Metab* 1997；**82**：1780-1785.
- Bansal V, et al.: Pitfalls in the diagnosis and management of Cushing's syndrome. *Neurosurg Focus* 2015；**38**：E4.
- Erickson D, et al.: Dexamethasone-suppressed corticotropin-releasing hormone stimulation test for diagnosis of mild hypercortisolism. *J Clin Endocrinol Metab* 2007；**92**：2972-2976.
- Lococo F, et al.: Bronchopulmonary Carcinoids causing Cushing Syndrome: Results from a Multicentric Study Suggesting a More Aggressive Behavior. *Thorac Cardiovasc Surg* 2015 Jul 28.
- Nieman LK, et al.: The diagnosis of Cushing's syndrome: an Endocrine Society Clinical Practice Guideline. *J Clin Endocrinol Metab* 2008；**93**：1526-1540.
- Raff H: Cushing syndrome: update on testing. *Endocrinol Metab Clin North Am* 2015；**44**：43-50.
- Tani Y, et al.: Ectopic ACTH syndrome caused by bronchial carcinoid tumor indistinguishable from Cushing's disease. *Endocr J* 2010；**57**：679-686.
- Wind JJ, et al.: The lateralization accuracy of inferior petrosal sinus sampling in 501 patients with Cushing's disease. *J Clin Endocrinol Metab* 2013；**98**：2285-2293.

クリニカルパール

① ACTH依存性Cushing症候群の臨床症状は病型判定の手引きとして有用である．異所性ACTHは男性患者，あるいは重症のCushing症候群で疑うべきである．このような患者での下錐体静脈洞サンプリング（IPSS）は診断の鍵となる検査である．

② 緩徐な発症と軽度～中等度のACTH依存性Cushing症候群の女性患者において，MRIにて確実に下垂体腫瘍がある場合，IPSSは必要でないかもしれない．

③ 正所性と異所性ACTH依存性Cushing症候群を鑑別する検査として高用量デキサメタゾン抑制試験（DST）は正確さに欠けるため，現在ではIPSSに取って代わられている．高用量DSTの唯一の意義は副腎依存性グルココルチコイド分泌の自律性を確認することである．

II 副腎

Case 10　妊娠中のCushing症候群

Ⅱ 副腎

21歳女性：妊娠24週の時にCushing症候群により紹介された．妊娠後，現在までに14kgの体重増加あり．患者は明らかに顔が丸くなったこと，腹部の幅の広い赤紫の皮膚線条ができたこと（図1）に気づいていた．

また，1週間前に新たな高血圧の発症とインスリン依存性糖尿病の発症を指摘された．投薬はラベタノール（100 mg 2錠 分2）および毎食前の短時間作用型インスリン注射，出生前のビタミン剤であった．

身体所見：著明な満月様顔貌と顔面紅潮（plethora），鎖骨上窩の脂肪沈着を認めた．腹部（図1），側腹部，胸部，腋窩には幅の広い赤紫色の皮膚線条を認めた．近位筋の筋力低下は顕著で，足首に著明な浮腫を認めた．血圧126/84 mmHg，脈拍70回/分．

血液，尿，唾液検査結果を表1，2に示す．

単純腹部MRIでは左副腎の3.2×3.1×3.9 cmの腫瘤（図2）と妊娠子宮を認めた（図3）が，右副腎はやや萎縮しているように見えた（図にはなし）．

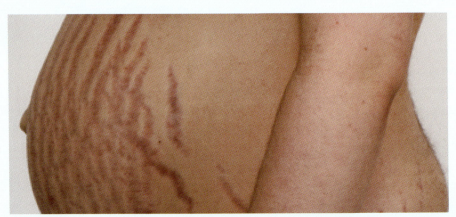

図1　腹部外観

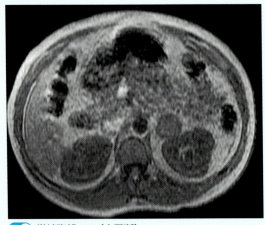

図2　単純腹部MRI（水平断）

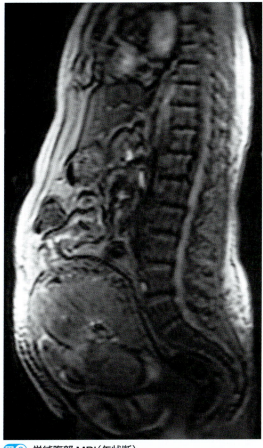

図❸ 単純腹部 MRI（矢状断）

表❶ 血液検査結果

ナトリウム	141 mEq/L	カリウム	3.4 mEq/L	クレアチニン	0.6 mg/dL
コルチゾール（午前8時）	40 μg/dL（7〜25）	ACTH	< 5 pg/mL（10〜60）		
DHEA-S	16.7 μg/dL（44〜332）				

表❷ 尿・唾液検査結果

24時間尿中遊離コルチゾール	632 μg/日（< 45）	夜間唾液中コルチゾール	1,940 ng/dL（< 100）

Q 次のステップとして最も適切なのはどれか．

A. 副腎静脈サンプリングでコルチゾール測定
B. FDG-PET-CT スキャン
C. メチラポン治療
D. 腹腔鏡下左副腎摘出
E. 1 mg 一晩法デキサメタゾン抑制試験

解説

◆高コルチゾール血症により視床下部・下垂体・卵巣系は障害される．その結果，臨床的に明確なCushing症候群を合併した女性では，低ゴナドトロピン性性腺機能低下症による希少月経となり，妊娠することはまれである．非妊娠女性におけるCushing症候群は下垂体性のCushing病が主要な病型であるが，妊娠女性におけるCushing症候群は副腎性が主要な病型である．その理由は，副腎性Cushing症候群ではアンドロゲン過剰がないため妊娠可能であるのに対して，すべての原因のACTH依存性Cushing症候群ではアンドロゲン過剰を認めることによると思われる．

◆妊娠とCushing症候群の症状と徴候は極めて類似している．Cushing症候群に，より特異的な症候は，近位筋の筋力低下，腹部にみられる幅の広い赤紫色の皮膚線条，鎖骨上窩脂肪沈着，低カリウム血症，および骨折である．

◆1 mg一晩法デキサメタゾン抑制試験(解答E)は妊娠時には80％が偽陽性を呈することから，実施すべきでない．また，特徴的な身体所見および24時間尿中遊離コルチゾールと夜間唾液中コルチゾール濃度の増加の程度から，本患者では追加の機能検査は不要である．妊娠中のCushing症候群診断の最も適切なスクリーニング検査は24時間尿中遊離コルチゾールと夜間唾液中コルチゾール濃度である．妊娠時には，24時間尿中遊離コルチゾール排泄が基準値の3倍以上であれば，Cushing症候群と診断できる．

◆妊娠中期であれば，腹腔鏡下副腎摘出術(解答D)がCushing症候群の選択すべき治療である．本患者も腹腔鏡下左副腎摘出術が実施された．周術期にはストレス時に必要なステロイド補充が実施された．病理学的には20.8 g，4.1×3.3×2.6 cm，黄色ないし褐色の左副腎皮質腺腫であった(図4)．

◆多くのアルドステロン産生腺腫が明るい黄色であるのに対して，多くのコルチゾール産生副腎腺腫は割面で褐色と黄色の色素沈着を認める．術後翌日の血清コルチゾールは感度以下で，グルココルチコイド補充療法を漸減するために退院した．術後6週間ほどで下腿浮腫は著明に改善し，体重は9 kg減少した．高血圧と糖尿病は治癒したが，朝のコートリル服用前の血清コルチゾールは

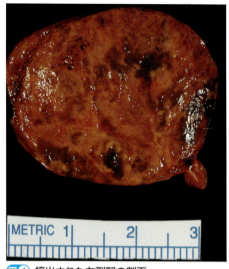

図4 摘出された左副腎の割面

まだ1.0 μg/dLと抑制されていた．その後，患者は自然経腟分娩，満期産で健康な児を出産した．副腎手術後1年後にグルココルチコイドの補充療法は中止可能であった．

◆本患者はACTH非依存性Cushing症候群で，左副腎の腫瘍と萎縮した右副腎を示したことから，副腎静脈サンプリング(解答A)は不要であった．副腎性Cushing症候群ではアルドステロン産生腺腫と異なり，臨床的にCushing症候群を示すのに十分なコルチゾールを産生するために，比較的大きな腫瘍(通常，径2.5 cm以上)を必要とする一方，萎縮した右副腎はコルチゾール過剰産生部位にはなりえない．さらに，副腎静脈サンプリングに際して行うX線透視法は妊娠中には禁忌である．腹部MRIにより副腎腫瘍の局在が明確となっていることから，FDG-PET CT(解答B)による追加画像検査は不要でかつこの検査は妊娠中は禁忌である．

◆妊娠中のCushing症候群の薬物治療(解答C)は複雑なことから，可能なら外科的切除を考慮すべきである．妊娠中のメチラポンは米国FDAによりリスクカテゴリーCに分類されており，胎児へのリスクは除外できない．ミトタンは妊娠中にはFDAのリスクカテゴリーDに分類されており，禁忌である．

◆ACTH非依存性Cushing症候群の中にはごくまれに両側副腎皮質過形成による例があり，出産後に治癒し，次の妊娠に際して再発することがある．この現象は副腎皮質における異所性に発現し

たLH/hCG受容体が妊娠中に著増したhCGにより刺激されて起こると考えられている．（訳者注：妊娠中にCushing症候群を合併し，両側副腎過形成の場合に注意を要する．）

正解：D

● 文献

- Chang I, et al.：Cushing syndrome in pregnancy secondary to adrenal adenoma. *Obstet Gynecol Sci* 2013；**56**：400-403.
- Chui MH, et al.：Case report：Adrenal LH/hCG receptor overexpression and gene amplification causing pregnancy-induced Cushing's syndrome. *Endocr Pathol* 2009；**20**：256-261.
- Eschler DC, et al.：Management of adrenal tumors in pregnancy. *Endocrinol Metab Clin North Am* 2015；**44**：381-397.
- Lim WH, et al.：The medical management of Cushing's syndrome during pregnancy. *Eur J Obstet Gynecol Reprod Biol* 2013；**168**：1-6.
- Lindsay JR, et al.：Cushing's syndrome during pregnancy：personal experience and review of the literature. *J Clin Endocrinol Metab* 2005；**90**：3077-3083.
- Nieman LK, et al.：The diagnosis of Cushing's syndrome：an Endocrine Society Clinical Practice Guideline. *J Clin Endocrinol Metab* 2008；**93**：1526-1540.
- Pollack RP, et al.：Adrenocorticotropic hormone-independent Cushing syndrome manifesting during pregnancy. *Endocr Pract* 2010；**16**：260-263.
- Spaniol A, et al.：Carney complex：a rare cause of Cushing syndrome in pregnancy. *Obstet Gynecol* 2014；**124**（2 Pt 2 Suppl 1）：426-428.

クリニカルパール

① 妊娠中のCushing症候群は極めてまれで，通常，副腎性かつ内分泌緊急症である．
② 妊娠時のCushing症候群の特徴的症候は，近位筋の筋力低下，幅の広い赤紫色の腹部皮膚線条，鎖骨上窩脂肪沈着，低カリウム血症，および骨折である．
③ 妊娠中のCushing症候群の診断に最も適切な検査は24時間尿中遊離コルチゾール排泄量と深夜唾液中コルチゾール濃度測定である．
④ 妊娠時における最も適切な副腎の画像検査は腹部単純MRIである．
⑤ 妊娠中のACTH非依存性Cushing症候群の治療は，妊娠中期における副腎摘出術が第一選択である．

Case 11

Ⅱ 副腎

副腎疾患患者における眼所見

22歳女性：最近発見された褐色細胞腫の術前治療のために当院へ紹介された．患者はここ数年，動悸，発汗，頭痛発作を自覚していた．生化学的検査，画像検査から右副腎腫瘍による褐色細胞腫と診断された．

身体所見：遺伝子異常による褐色細胞腫を示唆するいくつかの所見がみられた．その1つを図1に示す．

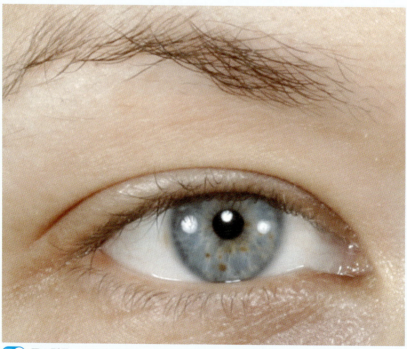

図1 目の所見

> **Q** 最も可能性の高い疾患は次のうちどれか．
>
> A．神経線維腫症1型（von Recklinghausen病）
> B．Carney複合
> C．多発性内分泌腫瘍症2B型（MEN2B型）
> D．SDHD遺伝子変異による家族性傍神経節細胞腫症候群
> E．von Hippel-Lindau病

解説

◆虹彩過誤腫（Lisch 結節）が認められることから神経線維腫症 1 型（von Recklinghausen 病）と診断される．Lisch 結節（図2，矢印）は虹彩表面に出現する過誤腫でしばしば色素沈着を伴う．神経線維腫症は 3,000 人に 1 例の頻度でみられる神経粘膜異常症の 1 つである．神経線維腫症 1 型（NF-1）は von Recklinghausen 病としても知られ，最も頻度が高い（85%）．NF-1 は常染色体優性遺伝形式をとり，神経線維腫，多発カフェオレ斑，腋窩・鼠径部に集簇する小色素斑（雀卵斑様色素斑），Lisch 結節，骨病変，中枢神経系の神経膠腫，褐色細胞腫や傍神経細胞腫，巨頭症，認知障害などの多彩な臨床症候を呈する．

◆NF-1 患者は高血圧の合併が多く，その原因は本態性高血圧，腎血管性高血圧，カテコールアミン産生腫瘍である．カテコールアミン産生腫瘍は約 2% の症例で合併し，診断の平均年齢は 42 歳である．本症でみられるカテコールアミン産生腫瘍は，通常，孤発性で良性の副腎原発腫瘍であるが，時に両側性，まれに腹部傍神経節細胞腫である．通常アドレナリンおよびメタネフリンを過剰分泌する．

◆染色体 17q11.2 に位置する 350 kbp の NF-1 腫瘍抑制遺伝子は，2,818 個のアミノ酸からなるニューロフィブロミン（neurofibromin）蛋白をエンコードする 60 個のエキソンを含んでいる．NF-1 遺伝子の不活型変異により NF-1 を発症する．新たに診断される NF-1 症例の半数が遺伝性，半数は de novo 変異である．

◆NF-1 の診断には少なくとも以下のうち 2 つの臨床的特徴の存在が必要である．①思春期前では径 5mm 以上，思春期後では径 15mm 以上のカフェオレ斑が 6 個以上存在，②いずれかのタイプの神経線維腫が 2 個以上，あるいは少なくとも 1 個の叢状神経線維腫が存在する，③腋窩あるいは鼠径に集簇する小色素斑（雀卵斑様色素斑），④視神経膠腫，⑤ 2 個以上の Lisch 結節，⑥骨病変（蝶形骨形成不全など），⑦一親等に NF-1 の家族歴を有する．

◆カフェオレ斑は均一で平坦な色素斑であり，生後 1 年の間に出現し幼児期に数が増える．健常人の 25% 程度にも 1～3 個のカフェオレ斑がみられるが，6 個以上の場合には NF-1 を疑う．腋窩，

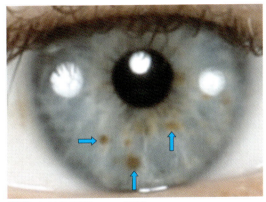

図② 虹彩過誤腫（Lisch 結節）

鼠径に集簇する小色素斑（雀卵斑様色素斑）は NF-1 以外ではめったにみられない．この小色素斑は頸部にみられることもある．

◆神経線維腫はシュワン細胞，線維芽細胞，肥満細胞の混合からなる良性腫瘍である．神経線維腫には皮膚神経線維腫，皮下神経線維腫，叢状神経線維腫（末梢神経線維腫），びまん性神経線維腫（蔓状神経線維腫）の 4 タイプがある．

皮膚神経腺腫は最も一般的で，末梢神経鞘から発生する柔らかい充実性の腫瘍である．思春期頃に出現し，加齢とともに数や大きさが増大する．体幹部が好発部位であり，症例によって数個あるいは 100 個以上の腫瘍がみられる．

◆皮下神経腺腫は末梢神経に沿って局在する硬く圧痛を伴う腫瘍である．叢状神経線維腫（末梢神経線維腫）は皮下神経腺腫と類似しているが末梢神経内に走行に沿って発生する．

◆びまん性神経線維腫（蔓状神経線維腫）は先天性病変で，小児症例において病状および外観を損なう最も大きな問題となる．さらに，悪性末梢神経鞘腫（神経線維肉腫）へ悪性転換する可能性がある．

◆NF-1 症例は視神経鞘腫，星状細胞腫，脳幹部神経鞘腫など，中枢神経系悪性腫瘍発症のリスクを有する．視神経鞘腫は失明や腫瘍による圧迫症状を呈する．MRI では視神経や視神経交叉の拡大が認められる．小児期以降，年 1 回の眼科診察，3 年ごとの頭部 MRI による経過観察が推奨される．その他の中枢神経系所見として中脳水道狭窄による非交通性水頭症がみられる．第三脳室と第四脳室を繋ぐ中脳水道が細長く，狭窄および外部からの圧迫の影響を受けやすいためである．

◆多発性内分泌腫瘍症 2B 型（MEN 2B）（解答 C）

は全MEN2患者の約5％，常染色体優性遺伝で加齢とともに発症の浸透率が上昇する．MEN 2Bは褐色細胞腫（通常片側性），幼年発症の甲状腺髄様がん，粘膜神経腫（舌，口唇，眼瞼など），角膜神経肥厚，腸管神経節腫，面長な顔貌，マルファン様体型などの臨床所見を呈する．褐色細胞腫はMEN2患者の約50％にみられ，ほとんどの患者で副腎原発であり傍神経節細胞腫はまれ，アドレナリン／メタネフリン優位の過剰分泌である．MEN2Bの95％の患者ではエキソン16，コドン918に位置する*RET*がん遺伝子の変異がみられる．
◆ von Hippel-Lindau病（解答A）は常染色体優性遺伝で，褐色細胞腫（両側性が多い），傍神経節細胞腫（まれ），網膜血管腫，小脳血管芽腫，精巣上体嚢胞腺腫，腎嚢胞，膵嚢胞，膵ラ氏島腫瘍，腎細胞がんなどを呈する．褐色細胞腫は10〜20％の症例で発症し，ノルアドレナリン／ノルメタネフリン優位の過剰分泌である．
◆ SDHD遺伝子（*SDHD*）変異による家族性傍神経節細胞腫症候群（解答D）は常染色体優性遺伝で，頭蓋底部，腹部，骨盤，縦隔の傍神経節細胞腫が特徴的である．*SDHD*変異の浸透率は変異を有する親が父母のいずれかであるかによって異なる．これは*SDHD*変異が母性インプリンティングの様式をとるため，母由来の変異では発症せず父由来の変異の場合に発症するのである．

◆ Carney複合（解答B）は顔面の点状色素沈着（口唇，眼瞼の赤色辺を含む），心臓粘液腫，皮下および乳房粘液腫，原発性色素性結節性副腎異形成によるCushing症候群，精巣腫瘍，シュワン細胞腫，下垂体成長ホルモン産生腫瘍を特徴とする疾患である．Carney複合は皮膚粘膜神経腫や褐色細胞腫は合併しない．多くの症例はサイクリックAMP依存性蛋白キナーゼ調節サブユニット1α（*PRKAR1A*）をコードする遺伝子の変異により発症する．Carney複合では褐色細胞腫や傍神経節細胞腫はみられないが，傍神経節細胞腫はCarney三徴（肺軟骨腫，消化管間質腫瘍，傍神経節細胞腫）に含まれる．

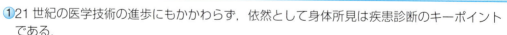

正解：A

● 文献
- Lefebvre M, et al.：Pheochromocytoma and paraganglioma syndromes：genetics and management update. *Curr Oncol* 2014；**21**：e8-e17.
- Kirmani S, et al.：Hereditary Paraganglioma-Pheochromocytoma Syndromes. 2008 May 21［updated 2014 Nov 06］. In：Pagon RA, et al.（eds）：GeneReviews®［Internet］. Seattle（WA）：University of Washington, Seattle；1993-2014.
- Young WF Jr：2008 Endocrine Hypertension. In：Kronenberg HM, et al.（eds）：Williams Textbook of Endocrinology. 11th ed, Saunders, Philadelphia, 505-537.
- Zinnamosca L, et al.：Neurofibromatosis type 1（NF1）and pheochromocytoma：prevalence, clinical and cardiovascular aspects. *Arch Dermatol Res* 2011；**303**：317-325.

クリニカルパール

① 21世紀の医学技術の進歩にもかかわらず，依然として身体所見は疾患診断のキーポイントである．

② 本患者ではLisch結節（虹彩過誤腫）に気づくことでNF-1の診断に至ったわけであり，患者やその家族にとっては特に重要な臨床的な意味合いをもつものである．

Case 12　Ⅱ 副腎

囊胞性副腎腫瘍

50 歳女性：反復する嘔吐の精査目的で実施された腹部 CT で右副腎囊胞が見つかり，精査のために紹介された．嘔吐はその後，改善した．7 年前から高血圧があり，β 遮断薬と ARB にてコントロールは良好，また 5 年前から糖尿病がありメトフォルミンでコントロールされていた．Cushing 症候群や褐色細胞腫を示唆する症候は認められなかった．服薬内容はアテノロール（100 mg/ 日），バルサルタン（80 mg 2 錠 分 2/ 日），メトフォルミン（500 mg/ 日）であった．
身体所見：健康で，血圧 124/73 mmHg，脈拍 86 回 / 分．身長 168 cm，体重 146.2 kg（BMI 51.6 kg/m^2）．肥満は対称性であった．Cushing 症候群を示唆する身体所見は認めなかった．心肺所見も異常なし．

血液検査結果を表 1 に示す．

腹部 CT（図 1）において，右副腎に径 8.7 × 7.6 cm の囊胞性腫瘍を認め，周囲は厚さ 4 mm までの充実性の被膜を認めた．腫瘍のほとんどが囊胞であり，造影剤による造影効果および washout は認めなかった．

表 1　血液生化学検査

Hb	14.5 g/dL	Ht	43.7%		
ナトリウム	141 mEq/L	カリウム	4.0 mEq/L	クレアチニン	0.9 mg/dL

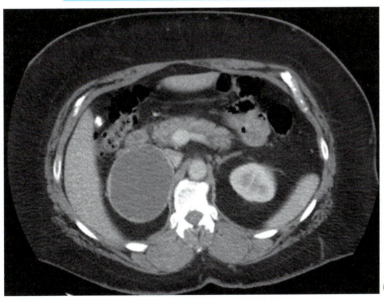

図 1　腹部 CT

Q 右副腎腫瘍に対して次のステップとして最も適切なのはどれか．

A．CT ガイド下吸引生検
B．FDG-PET スキャン
C．24 時間尿中メタネフリン・カテコールアミン測定
D．寄生虫の血清検査
E．外科的切除

解説

◆副腎嚢胞の鑑別診断は下記の通り．
・副腎リンパ管腫
・嚢胞性副腎がん
・嚢胞性類上皮性血管肉腫
・嚢胞性副腎リンパ腫
・出血性仮性嚢胞
・包虫嚢胞
・リンパ性嚢胞
・傍副腎気管支原性嚢胞
・褐色細胞腫
・仮性嚢胞
・単純性嚢胞：内皮性嚢胞または上皮性嚢胞

◆副腎嚢胞は珍しく（剖検例の0.06%），多くは単純性嚢胞あるいは仮性嚢胞で，経過観察で問題ない．サイズが大きい（例：>6 cm），症状がある，内分泌学的に機能性である，悪性が否定できない，などの場合には外科的切除を考慮する．本患者では嘔吐のエピソード，安定した高血圧と糖尿病を除き，径8 cmの右副腎嚢胞に関連する特異的な症状はみられない．褐色細胞腫は増大するとともに，腫瘍内の壊死を起こし，部分的あるいはほとんど全体が嚢胞性になる．

◆本患者における24時間尿検査結果（解答C）は表2の通り．

◆本例は褐色細胞腫についての3つの"神話（Myth）"が間違っていることを証明している．

表2 24時間尿検査結果

メタネフリン	446 µg（<400）
ノルメタネフリン	3,993 µg（<900）
アドレナリン	9.1 µg（<20）
ノルアドレナリン	239 µg（<80）
ドパミン	219 µg（<400）

◆神話1：「十分なα遮断薬の投与前にβ遮断薬を投与すると高血圧クリーゼを誘発する可能性が高い」

臨床医の中にはβ遮断薬を投与して問題なければ褐色細胞腫は否定できると考えている．実際，これまで褐色細胞腫と診断されていない患者は他の降圧薬よりもβ遮断薬を服用していることが多い．もちろん，褐色細胞腫と診断された患者においては，α遮断薬を投与する前に決して意図的にβ遮断薬を開始してはならないが，実際にはβ遮断薬が高血圧クリーゼを誘発することは例外的である．もちろん，実際にクリーゼが誘発された場合には致死的になり得る．

◆神話2：「褐色細胞腫患者の多くは症候性である」

CT検査の普及により，Mayoクリニックで手術される褐色細胞腫の50%以上の患者はカテコールアミン過剰症状を認めない．

◆神話3：「褐色細胞腫患者の多くは体重減少を認める」

97%の患者が頭痛，動悸，発汗の発作3主徴

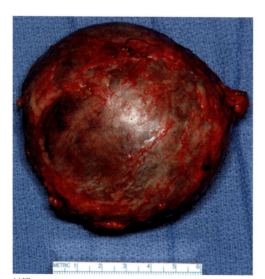
外観

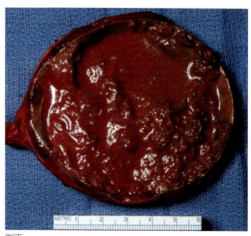
割面

図2 摘出された褐色細胞腫

を認めた「昔の時代」では，確かにこの考えは正しいといえる．それらの患者は長期間にわたり症候性褐色細胞腫を罹患しており，代謝の亢進を認めていた．しかし現在では，早期発見により褐色細胞腫の半数の例が無症候性で，一般人口から発見されるため，患者の過半数が過体重であり，さらに多くは本患者のように肥満である．

◆本患者ではβ遮断薬に加えてα遮断薬が投与され，開腹による副腎摘出術が実施された．腫瘍被膜の損傷のリスクを考慮して腹腔鏡下手術は選択されなかった．被膜の損傷は後腹膜播種により，良性の褐色細胞腫を治癒困難な状態にする可能性がある．手術により摘出された褐色細胞腫を図2に示す．9.4×8.2×6.6 cmで内部に著明な出血性壊死を伴っている．組織学的には，充実性部分に充実性胞巣状配列（zellballen）を示す腫瘍細胞群を認め，線維血管性基質の隔壁を有していた．免疫組織染色ではシナプトフィジン，クロモグラニン，NSE，CD56などの神経内分泌細胞マーカーが陽性であった．また，術後に24時間尿中メタネフリン分画およびカテコールアミンは正常化した．

◆CTガイド下副腎針生検（解答A）は副腎腫瘍の評価に役立つことはまれで，褐色細胞腫の診断が除外できていなければ実施してはならない．もしこの患者で生検が実施されていたら，嚢胞の破裂と褐色細胞腫細胞の後腹膜播種を起こした可能性が高い．

◆FDG-PETスキャン（解答B）は実施してもよいが，医療資源の適切な使用とはいえず，解答肢の中で，ベストとなる選択肢ではない．寄生虫の血清検査（解答D）は褐色細胞腫が除外され，かつ寄生虫感染のリスクが高い病歴があれば実施を考慮してもよい．いかなる副腎腫瘍も褐色細胞腫の除外診断なしで副腎手術（解答E）をすべきではない．

正解：C

● 文献

- Cavallaro G, et al.：Cystic adrenal lesions：clinical and surgical management. The experience of a referral centre. Int J Surg 2015；**13**：23-26.
- Furihata M, et al.：A giant lymphatic cyst of the adrenal gland：report of a rare case and review of the literature. Int Surg 2015；**100**：2-8.
- Kyoda Y, et al.：Adrenal hemorrhagic pseudocyst as the differential diagnosis of pheochromocytoma--a review of the clinical features in cases with radiographically diagnosed pheochromocytoma. J Endocrinol Invest 2013；**36**：707-711.
- Mohammadi A, et al.：Primary hydatid cyst in the adrenal gland. BMJ Case Rep 2014 Oct 23；2014.
- Nigawara T, et al.：Endothelial cyst of the adrenal gland associated with adrenocortical adenoma：preoperative images simulate carcinoma. Intern Med 2009；**48**：235-240.
- Rafat C, et al.：Peritoneal implantation of pheochromocytoma following tumor capsule rupture during surgery. J Clin Endocrinol Metab 2014；**99**：E2681-2685.
- Raja A, et al.：Multimodality imaging findings of pheochromocytoma with associated clinical and biochemical features in 53 patients with histologically confirmed tumors. AJR Am J Roentgenol 2013；**201**：825-833.
- Sebastiano C, et al.：Cystic lesions of the adrenal gland：our experience over the last 20 years. Hum Pathol 2013；**44**：1797-1803.
- Yoon YR, et al.：Retroperitoneal Bronchogenic Cyst Presenting Paraadrenal Tumor Incidentally Detected by（18）F-FDG PET/CT. Nucl Med Mol Imaging 2015；**49**：69-72.

✦ クリニカルパール ✦

① 副腎嚢胞を見逃してはならず，常に褐色細胞腫を考える必要あり．
② 嚢胞性褐色細胞腫の術中破裂は治癒可能な良性褐色細胞腫を治癒困難な状況にする．専門的な外科医が治療の鍵で，開腹手術が検討されるべきである．
③ 副腎嚢胞はまれで，多くが単純性嚢胞あるいは偽性嚢胞で経過観察で問題ない．腫瘍サイズが大きい場合（例：＞6 cm），症候性，機能性，あるいは悪性の可能性がある場合に外科的手術を検討する．

Case 13　Ⅱ 副腎

どの時点で悪性褐色細胞腫と診断すべきか

66歳女性：最近左副腎褐色細胞腫と診断され，手術の結果，病理医は悪性の可能性を示唆した．5年前に背部痛の精査目的で腰椎MRIが実施され，径2.5 cmの左副腎腫瘤を発見されたが，精査されなかった．左副腎腫瘤は6週間前に再検された腰椎MRIに際して「再発見」された．続いて実施された腹部MRIでは左副腎腫瘤の径は2.7 × 3.1 cmで，T2強調画像にて信号強度の増加を認めた(図1)．

高血圧の既往歴はない．患者は頭痛と発汗を伴う「のぼせ・ほてり感」の増加に悩まされていた．1年前に2型糖尿病と診断され，メトフォルミンで治療されている．現在，メトフォルミン(500mg 2錠 分2/日)に加えて背部痛に対して適宜オキシコドン(30 mg 1回1錠，1日2回まで)を投薬中．

身体所見：身長164.2 cm，体重79.4 kg，BMI 29.4 kg/m²．血圧136/86 mmHg，脈拍74回/分．カフェオレ斑，粘膜神経腫，網膜血管腫，神経線維腫などの家族性褐色細胞腫を示唆する所見は認められなかった．心肺所見は異常なし．

尿検査結果を表1に示す．

患者はα遮断薬と高食塩食により手術の準備がされた．α遮断薬は患者年齢の基準範囲内で低めになるように投与量が調節された．手術3日前から脈拍が80回/分となるように少量のβ遮断薬が追加された．最後のα遮断薬は手術の当日朝に少量の水で服用させた．腹腔鏡下左副腎摘出術は特に問題なく終了した．左副腎は16.3 gで径3.8 × 2.7 × 1.9 cmのピンク色ないし褐色の崩れやすい腫瘤を認めた(図2)．

組織学的所見は褐色細胞腫に合致していた．核分裂像は強拡大の10視野に＜1，MIB-1染色インデックスは3～5％で，腫瘍内壊死やリンパ管への侵入像はみられなかったが，腫瘍の副腎周囲脂肪組織への浸潤を認めたことから，病理医は亜性褐色細胞腫の可能性を示唆した．術後2週間に測定された24時間尿中メタネフリン分画，カテコールアミン分画はいずれも正常範囲であった．

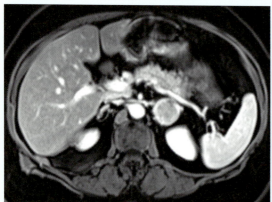

水平断

図1　腹部MRI

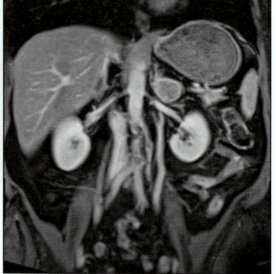

冠状断

表1　24時間尿検査結果

メタネフリン	897 μg/日 (< 400)	ノルメタネフリン	1,544 μg/日 (< 900)		
アドレナリン	51 μg/日 (< 20)	ノルアドレナリン	125 μg/日 (< 80)	ドパミン	111 μg/日 (< 400)

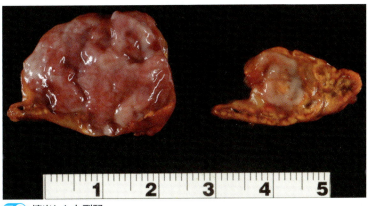

図② 摘出した左副腎

Q 次のステップとして最も適切なのはどれか.

A. 6か月後に24時間尿中メタネフリン分画とカテコールアミン分画測定，以後定期的に実施
B. CVD化学療法によるアジュバント治療
C. 左副腎床に対するアジュバントX線外照射
D. ^{18}F-FDG-PETの施行
E. ^{123}I-MIBGシンチグラフィ

解説

◆臨床所見，生化学所見，病理組織所見から良性と悪性褐色細胞腫を鑑別するのは困難である．多くの褐色細胞腫は病理医には「悪性」とみえるが，実際には良性である．種々の病理組織スコアリングシステムが開発されたが，いずれも完全に良性と悪性とを鑑別するのは困難である．それゆえ，褐色細胞腫における悪性の診断は，本来，褐色細胞腫が発生しない組織や臓器，たとえば，肝臓，肺，リンパ節，骨などへの遠隔転移の存在に基づく．良性褐色細胞腫であることは終生経過観察して再発がない場合に証明される．本例のように，比較的小さな副腎褐色細胞腫であり，増殖速度が緩徐であることはいずれも良性であることを強く示唆する．それゆえ，本例における正解は「長期の生化学的検査による長期の経過観察」（解答A）である．これまで褐色細胞腫に有効性が確認されたアジュバント治療法はない——それゆえ化学療法（解答B）あるいは外照射（解答C）は適応ではない．さらに，生化学的検査は正常範囲であることから，腫瘍の残存あるいは転移性病変の証拠はなく，現時点ではhFDG-PETや^{123}I-MIBGシンチ（解答D, E）などの追加の画像診断は適応にならない．本患者は3年間の経過観察が終了したが，生化学的に再発を示唆するエビデンスを認めていない．

◆遺伝子変異の解析は臨床医が悪性褐色細胞腫の疑いをもつことに役立つ．MEN2型やVHL症候群では悪性はまれである．一方，SDHB遺伝子変異による家族性パラガングリオーマでは悪性の頻度は高い．SDHB遺伝子変異の患者では悪性の頻度が高く，また腎細胞がんなどのパラガングリオーマ以外の腫瘍を合併する頻度が高い．

◆悪性褐色細胞腫の5年生存率は50％以下であるが，予後は患者により多様である：約50％の患者は緩徐進行性で，生命予後は20年以上であるのに対して，残り50％は進行性に増悪し，診断後1～3年で死亡する．臨床医はまず悪性褐色細胞腫の進行速度を評価し，腫瘍の進行性に応じ

て治療レベルを決定する必要がある．カテコールアミン依存性の症状，腫瘍による局所圧迫症状，腫瘍量による全身症状をコントロールするため，集学的，多角的，かつ個別のアプローチを選択する．転移性褐色細胞腫患者における長期の薬物治療は，カテコールアミン産生腫瘍の術前治療と同様である．

◆転移巣は局所浸潤，肝臓，骨，肺，腹膜およびリンパ節などがある．転移巣は腫瘍の負荷を減弱するため，もし可能なら切除すべきである．骨転移病変は疼痛あるいは骨折のリスクがある場合は，外照射あるいはアブレーション（凍結凝固，ラジオ波焼灼）あるいは外科切除の適応になり得る．無痛性の骨転移病変は定期的（1〜3か月ごと）なビスフォスフォネート静注により，その増殖速度を低下させ，病変を安定化させることが可能である．大きな切除不能な肝転移病変への塞栓治療や小さな肝転移巣のラジオ波焼灼も治療オプションとして考慮する．大量のカテコールアミン遊離のリスクがあることから，アブレーション治療は極めて慎重に行う必要があり，本治療の経験豊かな施設でのみ実施すべきである（訳者注：わが国では褐色細胞腫に対するアブレーション治療は治療経験が少なくエビデンスに乏しい）．これらの患者では，α遮断薬とβ遮断薬に加えて，通常，治療前にメチロシンによる治療を行う．切除不能な軟部組織病変に対して外照射も使用可能である．一部の症例では，長時間作用型のオクトレオチドが有効と報告されいる．

◆治療量の ^{131}I-MIBG による内照射は約 1/3 の例において部分的および一時的な治療効果をもたらす．もし腫瘍の進行が早く，患者 QOL が低下すると考えられる場合は，化学療法が病態の安定化をもたらす可能性がある．CVD 化学療法［1 日目：シクロホスファミド（750 mg/m^2）＋ビンクリスチン（1.4 mg/m^2），1 日目と 2 日目：ダカルバジン（600 mg/m^2，21 日間隔）］の有効性は PR が 57%（持続期間中央値 21 か月，範囲 7 か月〜34 か月以上）．である．CVD 化学療法は新規の病変が出現する，あるいは既存の腫瘍サイズの増大（例：＞25%）を認めるまで継続可能である．CVD 化学療法は大量のカテコールアミン遊離を引き起こす可能性があるため，術前と同様に適切にα遮断薬およびβ遮断薬を投与しておく必要がある．さらに，初回の治療は入院とし，注意深い医学的観察の条件下で実施する必要がある．

◆悪性褐色細胞腫の治療は治癒可能な治療法が限られていることから，患者と医師の両者にとって苛立たしくかつ失望させられることが多い．近年，チロシンキナーゼ阻害薬であるスニチニブなどが転移性褐色細胞腫に有効であることが示唆されているが，これらが治癒をもたらすことはない．

正解：A

● 文 献

・Baudin E, et al.：Therapy of endocrine disease：treatment of malignant pheochromocytoma and paraganglioma. *Eur J Endocrinol* 2014；**171**：R111-122.
・Guo Z, et al.：Pheochromocytomas and Paragangliomas：An Update on Recent Molecular Genetic Advances and Criteria for Malignancy. *Adv Anat Pathol* 2015；**22**：283-293.
・Deutschbein T, et al.：Treatment of malignant phaeochromocytoma with a combination of cyclophosphamide, vincristine and dacarbazine：own experience and overview of the contemporary literature. *Clin Endocrinol*（*Oxf*）2015；**82**：84-90.
・Hata J, et al.：Sunitinib for refractory malignant pheochromocytoma：two case reports. *Int Urol Nephrol* 2014；**46**：1309-1312.
・Kimura N, et al.：Phaeochromocytoma Study Group in Japan. Pathological grading for predicting metastasis in phaeochromocytoma and paraganglioma. *Endocr Relat Cancer* 2014；**21**：405-414.
・McBride JF, et al.：Minimally invasive treatment of metastatic pheochromocytoma and paraganglioma：efficacy and safety of radiofrequency ablation and cryoablation therapy. *J Vasc Interv Radiol* 2011；**22**：1263-1270.
・Niemeijer ND, et al.：Chemotherapy with cyclophosphamide, vincristine and dacarbazine for malignant paraganglioma and pheochromocytoma：systematic review and meta-analysis. *Clin Endocrinol*（*Oxf*）2014；**81**：642-651.
・Rutherford MA, et al.：Management of metastatic phaeochromocytoma and paraganglioma：use of iodine-131-meta-iodobenzylguanidine therapy in a tertiary referral centre. *QJM* 2015；**108**：361-368.
・Tanabe A, et al.：Combination chemotherapy with cyclophosphamide, vincristine, and dacarbazine in patients with malignant pheochromocytoma and paraganglioma. *Horm Cancer* 2013；**4**：103-110.
・Vogel J, et al.：External beam radiation therapy in treatment of malignant pheochromocytoma and paraganglioma. *Front Oncol* 2014；**4**：166.
・Yoshinaga K, et al.：Effects and safety of 131I-metaiodobenzylguanidine（MIBG）radiotherapy in malignant neuroendocrine tumors：results from a multicenter observational registry. *Endocr J* 2014；**61**：1171-1180.

クリニカルパール

① 原発腫瘍の病理学的解析は良性と悪性を確実に鑑別できないことから，悪性褐色細胞腫の診断は転移性病変の存在に基づく必要がある．

② 完全な外科的切除以外に悪性褐色細胞腫を治癒する方法はない．

③ すべての褐色細胞腫・パラガングリオーマ患者は，術後，終生にわたり定期的な経過観察が必要である．

④ 転移性褐色細胞腫の患者では，まず疾患の進展速度を評価し，それに基づいて目標とする治療レベルを決定する．

⑤ 転移性褐色細胞腫の患者では，カテコールアミン過剰による症状，腫瘍による局所症状，全般的な腫瘍の負荷の影響をコントロールするため，集学的，多角的な個別治療を実施する．治療の選択肢として，経過観察，外科的切除，多発性骨転移に対するビスフォスフォネート静注，凍結融解壊死療法あるいはラジオ波焼却による腫瘍の破壊治療，全身性の化学療法，局所的外照射治療などがある．

Case 14

Ⅱ 副腎

MEN type2A 患者における副腎腫瘍

22歳女性：多発性内分泌腫瘍症 2A 型（multiple endocrine neoplasia type 2A；MEN type2A）の患者で紹介にて受診した．家族での検査結果から，患者は MEN 2A と診断された 1 歳の時に，甲状腺全摘術を受けた．血清カルシトニンは感度以下のままである．その後，定期的に褐色細胞腫の生化学検査を受けており，最近まで正常範囲であった．発作はなく，血圧も正常である．

尿検査結果を表1に示す．

腹部 CT（図1）では右副腎に 2.6 × 1.6 cm の腫瘤を認める．造影前の CT 値は 45 Hounsfield unit（HU）で，造影 10 分後の washout は 20% である．左副腎は正常所見である．

表① 尿検査結果　24時間尿中メタネフリン分画

メタネフリン	645 μg/日（< 400）	ノルメタネフリン	400 μg/日（< 900）

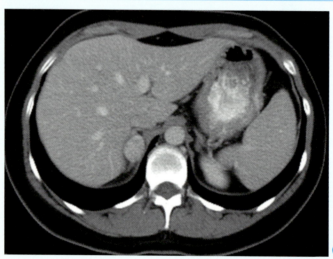

図① 腹部 CT

Q 次のステップとして最も適切なのはどれか．

A．α遮断薬の投与と腹腔鏡下右副腎摘出
B．副腎静脈サンプリングによるカテコールアミン測定
C．副腎 MRI
D．24 時間尿中メタネフリン再検と 6 か月後の CT 再検
E．α遮断薬の投与と腹腔鏡下両側副腎摘出

🔍 解説

◆生化学検査結果と画像所見から，本患者は右副腎褐色細胞腫の診断となり，腹腔鏡下右副腎摘出を実施すべきである（解答 A）．褐色細胞腫の生化学検査で偽陽性の結果になるのはすべてノルエピネフリンとその代謝産物ノルメタネフリンの測定結果である．外来で測定したエピネフリンとメタネフリンが高値であることは臨床的に重要な所見で，アドレナリン産生性の副腎褐色細胞腫であ

ることを示唆している．

◆副腎静脈サンプリングによるカテコールアミンの評価（解答B）は，非褐色細胞腫患者においても右副腎髄質をカテーテルで直接的に刺激することから，信頼性の高い局在診断法とはいえない——非褐色細胞腫患者でもエピネフリン濃度が最高82倍にも増加する例がある．CTの表現型と24時間尿中メタネフリンの増加から，右副腎褐色細胞腫の診断は100％確実であることから，追加の副腎MRI（解答C）は不要である．しかも，造影CTはMRIより優れた画像検査である．多くの放射線科医は副腎腫瘍のCT読影報告の最後に「…この副腎腫瘍のさらなる評価にはMRIが有用である可能性がある」と記載することが多いが，隣接する下大静脈への浸潤をみる目的を除き，本例のような状況で実際にMRIがCTより有用なことはない．単純および造影CTはMRIより優れた画像検査である．しかも，最近使用される非イオン性低浸透圧造影剤では高血圧クリーゼを惹起する危険性はない．（訳者注：わが国では褐色細胞腫では造影剤は原則禁忌となっている．）

◆もし径1.5 cm以上の副腎褐色細胞腫が妊娠可能年齢のMEN2A女性患者に発見された場合は，遅滞なく手術による確実な治療を実施する必要がある．妊娠中に褐色細胞腫が合併している状況は何としても避ける必要がある．それ故，24時間尿中メタネフリン分画の再検と6か月後のCT再検（解答D）は妊娠可能年齢の女性における確実な治療を不要に遅らせる結果となる．MEN2の女性患者には褐色細胞腫という特徴的な合併症につき十分にカウンセリングするとともに，避妊法の実施を助言する必要がある．もしMEN2の女性患者に妊娠希望があれば，生化学的検査と副腎画像検査を実施する．本患者の左副腎は形態学的に正常であった．MEN2あるいはVHL病の患者において，解剖学的に正常な副腎を予防的に摘出する必要性は全くない．褐色細胞腫が臨床症状を呈するサイズ（すなわち，最大径＞1.5 cm）に達さない限り，副腎は摘出されるべきではない．

正解：A

● 文 献
- Baba Y, et al.: Adrenal venous catecholamine concentrations in patients with adrenal masses other than pheochromocytoma. *Endocrine* 2013；**43**：219-224.
- Baid SK, et al.: Brief communication: radiographic contrast infusion and catecholamine release in patients with pheochromocytoma. *Ann Intern Med* 2009；**150**：27-32.
- Bessell-Browne R, et al.: CT of pheochromocytoma and paraganglioma: risk of adverse events with i.v. administration of nonionic contrast material. *AJR Am J Roentgenol* 2007；**188**：970-974.
- Freel EM, et al.: Adrenal venous sampling for catecholamines: a normal value study. *J Clin Endocrinol Metab* 2010；**95**：1328-1332.
- Imai T, et al.: MEN Consortium of Japan. High penetrance of pheochromocytoma in multiple endocrine neoplasia 2 caused by germ line RET codon 634 mutation in Japanese patients. *Eur J Endocrinol* 2013；**168**：683-687.
- Lenders JW, et al.: Pheochromocytoma and paraganglioma: an endocrine society clinical practice guideline. *J Clin Endocrinol Metab* 2014；**99**：1915-1942.
- Mukherjee JJ, et al.: Pheochromocytoma: effect of nonionic contrast medium in CT on circulating catecholamine levels. *Radiology* 1997；**202**：227-231.
- Taïeb D, et al.: Diagnosis and preoperative imaging of multiple endocrine neoplasia type 2: current status and future directions. *Clin Endocrinol (Oxf)* 2014；**81**：317-328.

クリニカルパール

①褐色細胞腫の生化学的検査が偽陽性を呈するのは，すべてノルエピネフリンとノルメタネフリン測定の場合である．外来検査でエピネフリンとメタネフリンレベルの増加を認める場合は，通常，臨床的に重要であることが多く，副腎褐色細胞腫を示唆している．

②造影CTは褐色細胞腫（あるいはパラガングリオーマ）の検出においてMRIより優れている．

③新規の非イオン性低浸透圧造影剤では褐色細胞腫患者の造影CTにおける高血圧クリーゼ誘発のリスクはない．

④妊娠可能年齢にあるMEN2Aの女性患者で径1.5 cm以上の副腎褐色細胞腫が見つかった場合，外科手術による確実な治療を遅滞なく実施する必要がある．妊娠中に褐色細胞腫が合併している状況は避けなければならない．

⑤MEN2やVHL病の患者では解剖学的に正常とみえる副腎の予防的切除の必要性は全くない．褐色細胞腫が臨床的に悪影響を及ぼすサイズ（すなわち1.5 cm以上）になるまでは副腎を摘出すべきでない．

Case 15 妊娠合併原発性アルドステロン症

Ⅱ 副腎

22歳女性：妊娠22週で高血圧，低カリウム血症を発症したため紹介された．妊娠前から降圧薬1剤でコントロール良好の高血圧を認めていた．しかし，妊娠第二期初頭から血圧コントロールが不良となり，低カリウム血症が出現した．現在メトプロロール50 mgを1日2錠，アムロジピン5 mgを1日1錠内服している．

身体所見：全身状態良好，血圧142/96 mmHg，脈拍68回/分．

尿蛋白陰性．血液検査結果は表1に示す．単純MRIで1.6 cmの右副腎腫瘍を認めた．左副腎は正常であった．

 血液検査結果

ナトリウム	141 mEq/L	カリウム	3.1 mEq/L	クレアチニン	0.6 mg/dL
アルドステロン	34 ng/dL（< 22）	レニン活性	< 0.6 ng/mL/時（0.6〜3.0）		

Q 次のステップとして最も適切なのはどれか．

- A．生理食塩水負荷試験
- B．カプトプリル試験
- C．腹腔鏡下右副腎摘出術
- D．副腎静脈サンプリング
- E．副腎シンチグラフィ

解説

◆妊娠合併原発性アルドステロン症はまれで，40例程度の報告があるのみである．ほとんどは副腎腺腫（aldosterone-producing adenomas；APA）である．原発性アルドステロンの合併は胎児の子宮内発育遅延，早産，子宮内胎児死亡，胎盤早期剥離の原因となり得る．妊娠中のスクリーニング検査は非妊娠時と同様であり，早朝アルドステロン，レニンを測定する．低レニン，アルドステロン15 ng/dL以上の場合にスクリーニング陽性となる．患者が低レニン，高アルドステロンに低カリウム血症を合併していれば機能確認検査は必須ではない．スクリーニング陽性で正カリウム血症であれば機能確認検査を実施すべきであろう．しかし，カプトプリル試験（解答B）は妊婦には禁忌である．また，生理食塩水負荷試験（解答A）は妊娠中の血管浮腫などを増悪させる可能性があるためできれば実施を控えたい．唯一容易に実施可能な検査は高食塩食下での24時間尿中アルドステロン測定（経口食塩負荷）である．

◆局在診断として造影なしのMRIを選択する．CT，副腎シンチグラフィ（解答E），副腎静脈サンプリング（解答D）は妊娠中には避けるべきである．2016年初めに発表予定の米国内分泌学会の改訂版原発性アルドステロン症ガイドラインでは，35歳以下で明らかな一側性の副腎腫瘍を有する重症の原発性アルドステロン症の場合は副腎静脈サンプリングが必須ではないことが強調されている．

◆妊娠合併原発性アルドステロン症が妊娠中に改善するか悪化するかは興味深いところである．一部の症例では妊娠により増加した血中プロゲステロンがミネラロコルチコイド受容体に対して阻害的に作用しアルドステロンの作用を部分的に阻害するため，妊娠中は原発性アルドステロン症の病態が改善する．一方で，一部のAPAでは腫瘍に異所性の黄体ホルモン／絨毛性ゴナドトロピン受容体（luteinizing hormone choriogonadotropin receptor；LHCGR）発現およびゴナドトロピン放出ホルモン

受容体(gonadotropin-releasing hormone receptor；GnRHR)発現が増加すると報告されており，妊娠により増加した血中hCGがこれらの受容体を介してアルドステロン分泌を促進し，原発性アルドステロン症の病態が悪化する可能性がある．

◆妊娠合併原発性アルドステロン症の治療方針は高血圧および低カリウム血症のコントロールの難易度による．妊娠中に原発性アルドステロン症の病態が軽快する症例では腫瘍摘出術やミネラロコルチコイド受容体阻害薬を出産後まで使用せずにコントロール可能であろう．しかし，高血圧や低カリウム血症が著しい場合は手術か薬物治療の適応となる．原発性アルドステロン症と確定診断され，明らかな10 mm以上の一側性副腎腺腫を有する症例では妊娠第二期の腹腔鏡下副腎摘出術(解答C)を考慮する．

◆スピロノラクトンは胎盤を通過する．雄ラットで女性化が認められることから，米国FDAでは妊娠カテゴリーCの薬剤に分類される．しかしながらヒトでは男児において性別不明瞭な外性器の報告が一例あるのみである．この症例ではスピロノラクトンは妊娠前から妊娠5週まで多嚢胞性卵巣症候群の治療に使用されていた．エプレレノンはFDAの妊娠カテゴリーBの薬剤である．そのため薬物療法を行う場合は高血圧に対しては妊婦への使用が認められている通常の降圧薬を用い，低カリウム血症に対しては経口カリウム製剤を用いるべきである．難治性高血圧，難治性低カリウム血症の場合はエプレレノンの追加を慎重に考慮する．

正解：C

● 文献

- Albiger NM, et al.：A case of primary aldosteronism in pregnancy：do LH and GNRH receptors have a potential role in regulating aldosterone secretion? Eur J Endocrinol 2011；**164**：405-412.
- Cabassi A, et al.：Eplerenone use in primary aldosteronism during pregnancy. Hypertension 2012；**59**：e18-19.
- Campino C, et al.：Pregnancy normalized familial hyperaldosteronism type I：a novel role for progesterone? J Hum Hypertens 2015；**29**：138-139.
- Eguchi K, et al.：An adverse pregnancy-associated outcome due to overlooked primary aldosteronism. Intern Med 2014；**53**：2499-2504.
- Eschler DC, et al.：Management of adrenal tumors in pregnancy. Endocrinol Metab Clin North Am 2015；**44**：381-397.
- Krysiak R, et al.：Primary aldosteronism in pregnancy. Acta Clin Belg 2012；**67**：130-134.
- Lim V, et al.：Accuracy of adrenal imaging and adrenal venous sampling in predicting surgical cure of primary aldosteronism. J Clin Endocrinol Metab 2014；**99**：2712-2719.
- Monticone S, et al.：Adrenal disorders in pregnancy. Nat Rev Endocrinol 2012；**8**：668-678.
- Okawa T, et al.：Diagnosis and management of primary aldosteronism in pregnancy：case report and review of the literature. Am J Perinatol 2002；**19**：31-36.
- Riester A, et al.：Progress in primary aldosteronism：mineralocorticoid receptor antagonists and management of primary aldosteronism in pregnancy. Eur J Endocrinol 2015；**172**：R23-30.
- Ronconi V, et al.：Progesterone increase counteracts aldosterone action in a pregnant woman with primary aldosteronism. Clin Endocrinol (Oxf) 2011；**74**：278-279.
- Shah A：Ambiguous genitalia in a newborn with spironolactone exposure. 93rd Annual Meeting of the Endocrine Society. Abstract P3, 2011；**4**：227.

クリニカルパール

①妊娠合併原発性アルドステロン症は胎児の子宮内発育遅延，早産，子宮内胎児死亡，胎盤早期剝離の原因となり得る．

②高アルドステロン，低レニンに高血圧，低カリウム血症を合併していれば機能確認検査は必須ではない．

③35歳以下で明らかな一側性の副腎腫瘍を有する重症の原発性アルドステロン症の場合は副腎静脈サンプリングは必須ではない．

④原発性アルドステロン症による高血圧，低カリウム血症は，妊娠により増加した血中プロゲステロンがミネラロコルチコイド受容体に対して阻害的に作用しアルドステロンの作用を部分的に阻害するため，妊娠中に改善する可能性がある．一方で，一部のAPAでは腫瘍に異所性のLHCGR発現およびGnRHR発現が増加すると報告されており，妊娠により増加した血中hCGのために原発性アルドステロン症の病態が悪化する可能性がある．

⑤原発性アルドステロン症と確定診断され，明らかな10 mm以上の一側性副腎腺腫を有する症例では，妊娠第二期の腹腔鏡下副腎摘出術を考慮する．

Case 16 妊娠合併褐色細胞腫

28歳女性：妊娠合併褐色細胞腫の治療方針を相談するために受診した．8年前（20歳時）に高血圧，褐色細胞腫に典型的な発作症状が出現した．アドレナリン優位の右副腎褐色細胞腫と診断され（図1），開腹腫瘍摘出術が実施された．

術後の24時間尿中のメタネフリン分画，カテコールアミン分画は正常化した．その後は6年間にわたって年1回の蓄尿検査で経過観察された．6か月前から短時間の動悸，発汗発作が出現したが，再検査は受けなかった．12週間前に妊娠してからは発作症状が頻回になった．

最近の24時間尿中メタネフリン分画はメタネフリン5,356 μg（基準値＜400 μg），ノルメタネフリン1,450 μg（基準値＜900 μg）．単純MRIでは下大静脈後方に2.2×6.3×5.7 cmの結節状の腫瘤（図2a）と12週齢の胎児（図2b）が確認された．

身体所見：全身状態良好，血圧115/72 mmHg，脈拍77回/分，身長168 cm，体重62.1 kg（BMI 22.1 kg/m²）．心音，呼吸音に異常所見なし．内服中の薬は妊婦用ビタミン剤のみである．

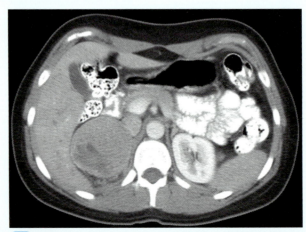

図① 腹部CT

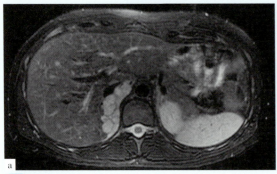
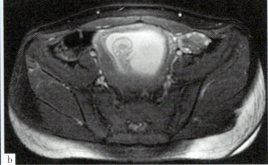

図② 腹部MRI

次のステップとして最も適切なのはどれか．

A. ^{123}I-MIBG シンチグラフィ
B. FDG-PET-CT
C. α遮断薬を開始し，ただちに手術を実施する
D. α遮断薬を開始し，妊娠第二期あるいは出産後まで手術を待機する

解説

◆妊娠合併褐色細胞腫／パラガングリオーマはとてもまれで，全妊娠の 0.007％ 程度であると推定される．妊娠合併褐色細胞腫では母子ともに死亡の危険がある．ホルモン学的診断は非妊婦と同様である．画像診断としては単純 MRI が推奨され，^{123}I-MIBG シンチグラフィ（解答 A）や FDG-PET-CT（解答 B）は胎児被ばくの面から禁忌である．高血圧クリーゼの際の治療は非妊婦と同様であるが，ニトロプルシッドの使用は避ける．

◆本病態に対する最適な治療法については議論があるが，副腎性褐色細胞腫は妊娠第二期であれば摘出することが望ましい．術前処置は非妊娠症例と同様である．診断時に妊娠第三期であった場合は，帝王切開および副腎腫摘出術を一期的に行うことが勧められる．自然分娩は避けるべきである．カテコールアミン産生パラガングリオーマは腫瘍の局在によって治療方針を検討する．

◆妊娠第一期末期の α 遮断薬および手術もあり得るが（解答 C），通常は妊娠第二期まで待機すべきである．本患者は褐色細胞腫の右副腎部再発という点で独特な例である．本例は難易度の高い手術となり下大静脈再建が必要となる場合がある．そのため，妊娠中は経過観察し，血圧コントロールが良好で腫瘍の増大がなければ妊娠 38 週で待機的帝王切開を行い，出産後 4〜6 週間後に腫瘍摘出術を検討する．

◆本患者は α 遮断薬でコントロール良好，発作症状は消失した．妊娠 30 週で MRI を再検し腫瘍の増大は認めなかった．妊娠 38 週で帝王切開を行い，出産から 6 か月後に胸腰椎アプローチによる開放手術により再発巣を摘出した．

正解：D

文 献

- Kiroplastis K, et al.: Dealing with Pheochromocytoma during the First Trimester of Pregnancy. *Case Rep Obstet Gynecol* 2015；**2015**：439127.
- Kitayama K, et al.: A case of bilateral pheochromocytoma during pregnancy. *BMC Surg* 2015；**15**：55.
- Salazar-Vega JL, et al.: Pheochromocytoma associated with pregnancy: unexpected favourable outcome in patients diagnosed after delivery. *J Hypertens* 2014；**32**：1458-1463；discussion 1463.
- Sweeney WJ, et al.: Recurrent pheochromocytoma during pregnancy. *Obstet Gynecol* 1994；**83**(5 Pt 2)：820-822.
- Wing LA, et al.: Paraganglioma in Pregnancy: A Case Series and Review of the Literature. *J Clin Endocrinol Metab* 2015；**100**：3202-3209.

クリニカルパール

① 明らかに良性と考えられる褐色細胞腫／パラガングリオーマを長期経過観察した場合の再発率は約 15％ である．年 1 回の 24 時間尿中メタネフリン分画，カテコールアミン分画を生涯継続する必要がある．定期的ホルモン測定により副腎部の再発，遠隔転移，良性多発の有無をチェックする．家族性，5 cm 以上の腫瘍径，パラガングリオーマでは再発率が高い．

② 本病態に対する最適な治療法については議論があるが，副腎性褐色細胞腫は妊娠第二期であれば摘出することが望ましい．しかし大血管の再建や長時間の全身麻酔を要する症例は，待機的帝王切開後に腫瘍摘出術を検討する．

Case 17 遺伝子異常が疑われる褐色細胞腫の診断

Ⅱ 副腎

24歳女性：最近高血圧を指摘され，カテコールアミン高値，メタネフリン分画高値，腹部CTで異常所見が認められたため精査目的で紹介された．高血圧に対してACE阻害薬［（リシノプリル（10 mg/日）］を内服しているが，血圧はコントロール目標値に達していない．体重の変化はなく，Cushing症候群，褐色細胞腫，原発性アルドステロン症を疑う徴候や症状は認められない．

身体所見：BMI 22 kg/m^2，血圧 130/90，脈拍 96回/分．全身状態良好，腹部診察所見は異常なし，リンパ節腫大や甲状腺腫大はなく，その他に身体所見で特記すべき事項はない．

腹部CT（図1）では両側副腎に円形で強く造影される副腎腫瘤を認めた．左右ともに腫瘤径は約2 cm，造影前のCT値は30 Hounsfield unit（HU）以上であった．

血液，尿検査結果を表1，2に示す．

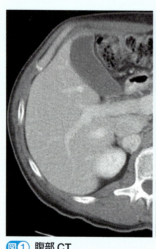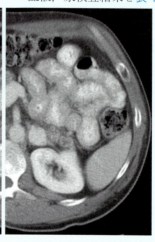

図① 腹部CT

表① 血液検査結果

アルドステロン	7 ng/dL（< 22）	レニン活性	1 ng/mL/時（0.6〜3.0）

表② 24時間蓄尿検査

アドレナリン	11 μg/日（< 20）	ノルアドレナリン	360 μg/日（< 80）	ドパミン	232 μg/日（< 400）
メタネフリン	132 μg/日（< 400）	ノルメタネフリン	2,432 μg/日（< 900）	クレアチニン	1,003 mg
尿量	2.1 L（変動大きいが概ね< 3）				

Q 本患者のCT所見および検査所見に一致する疾患はどれか．

A. 多発性内分泌腫瘍症 2A 型
B. *TMEM 127* 変異による家族性褐色細胞腫
C. 多発性内分泌腫瘍症 2B 型
D. *MAX* 変異による家族性褐色細胞腫
E. von Hippel-Lindau 病

解説

◆CTでは，単純撮影でCT値（HU）が高く，よく造影される両側副腎腫瘍を認める．これは良性腺腫の所見ではなく，褐色細胞腫か悪性腫瘍の副腎転移を疑う．ノルアドレナリンおよびノルメタネフリンが高値であることからこれらを過剰分泌する腫瘍であると診断される．

◆このような両側性腫瘍の場合，遺伝子異常による褐色細胞腫を想起する必要がある．本患者のようにノルアドレナリン系優位（ノルアドレナリンおよびノルメタネフリン）の腫瘍の場合は副腎外のカテコールアミン産生パラガングリオーマおよび副腎褐色細胞腫の可能性がある．

◆褐色細胞腫やパラガングリオーマに関連する遺伝子変異には2つのタイプがある．クラスター1は細胞内低酸素状態に反応する蛋白をコードする遺伝子の異常，クラスター2はキナーゼ情報伝達系の活性化に関する蛋白をコードする遺伝子の異常である（表3）．クラスター1の腫瘍はほとんどが副腎外パラガングリオーマである．ただし，このクラスターに含まれるvon Hippel-Lindau病のみ，多くの患者で副腎に腫瘍が発生する．クラスター1の腫瘍はほとんど全例でノルアドレナリンのみのカテコールアミン過剰を呈する．一方，クラスター2の腫瘍は通常，副腎原発褐色細胞腫でアドレナリン優位のカテコールアミン過剰を呈する（表3）．キナーゼ情報伝達系の変異（クラス

表3 褐色細胞腫およびパラガングリオーマに関連する遺伝子変異

症候群／名称	遺伝子	おもな腫瘍局在と関連疾患
低酸素経路障害—クラスター1[b]		
SDHD変異（家族性パラガングリオーマ1型）[a]	SDHD	主として頭蓋底および頸部，時に副腎髄質・縦隔・腹部・骨盤．GIST，下垂体腺腫（まれ）を合併．
SDHAF2変異（家族性パラガングリオーマ2型）[a]	SDHAF2	主として頭蓋底および頸部，時に腹部・骨盤．
SDHC変異（家族性パラガングリオーマ3型）	SDHC	主として頭蓋底および頸部，時に腹部・骨盤．GIST，下垂体腺腫（まれ）を合併．
SDHB変異（家族性パラガングリオーマ4型）	SDHB	腹部・骨縦隔，まれに副腎髄質・頭蓋底および頸部．GIST，下垂体腺腫（まれ）を合併．
SDHA変異	SDHA	主として頭蓋底および頸部，時に腹部・骨盤．GIST，下垂体腺腫（まれ）を合併．
von Hippel-Lindau病	VHL	副腎髄質，両側性が多い，時に頭蓋底から骨盤までのパラガングリオーマ（副腎外）．合併疾患は本文参照．
遺伝性平滑筋腫症および腎細胞癌（Reed症候群）：フマル酸加水酵素変異	FH	多発性，転移性．遺伝性平滑筋腫症，子宮筋腫，腎細胞がんを合併．
Hypoxia inducible factor 2-alpha	HIF-2α	パラガングリオーマ（副腎外），多血症，まれにソマトスタチン産生腫瘍を合併．
Prolyl hydroxylase isoform 1 (PDH1)変異による家族性赤血球増多症	EGLN2	多血症に合併する褐色細胞腫，パラガングリオーマ．
Prolyl hydroxylase isoform 2 (PDH2)変異による家族性赤血球増多症	EGLN1	多血症に合併する褐色細胞腫，パラガングリオーマ．
KIF1B	KIF1B	神経芽細胞腫を合併．
キナーゼ情報伝達系障害—クラスター2[c]		
MEN2A and MEN2B	RET	副腎髄質，両側性が多い．MEN2AおよびMEN2Bに関する本文参照．
神経線維腫症1型	NF1	副腎および副腎近傍．NF1に関する本文参照．
MAX[a]	MAX	副腎髄質．
家族性褐色細胞腫	TMEM127	副腎髄質．腎細胞がんを合併する可能性あり．

GIST：gastrointestinal stromal tumor，MEN：multiple endocrine neoplasia，SDH：succinate dehydrogenase.
[a] 母性インプリンティングの遺伝形式を示す．
[b] クラスター1の腫瘍はおもに副腎外パラガングリオーマ（ただしVHLを除く）で，ほぼ全例でノルアドレナリン優位の増加を示す．
[c] クラスター2の腫瘍はおもに副腎褐色細胞腫でアドレナリン優位の増加を示す．

ター2)を有する患者の褐色細胞腫はアドレナリン優位の分泌を示す．つまり，多発性内分泌腫瘍症（MEN)2A型（解答A）およびMEN2B型（解答C）の原因となる*RET*腫瘍遺伝子変異，*TMEM127*変異（解答B），*MAX*変異（解答D），*NF-1*変異を有する患者が褐色細胞腫を有する場合は血清および尿中メタネフリンとアドレナリンが高値となる．クラスター2の変異を有する症例は，ノルアドレナリンをアドレナリンに変換する酵素である（phenylethanolamine *N*-methyltransferase：PNMT）濃度が高く，組織内のアドレナリン含有量が高い．これはクラスター1の変異を有するvon Hippel-Lindau病の症例と対照的である．本患者の検査所見はノルアドレナリン優位であることからvon Hippel-Lindau病に一致する（解答E）．

◆von Hippel-Lindau（VHL）病は良性腫瘍，悪性腫瘍など多彩な腫瘍性病変を発症する常染色体優性遺伝の疾患である．本症に合併する腫瘍にはノルアドレナリン優位の褐色細胞腫やパラガングリオーマ（縦隔，腹部，骨盤），血管芽腫（小脳，脊髄，脳幹部），網膜血管腫，腎細胞がん，膵内分泌腫瘍，内耳の内リンパ嚢腫瘍，膵臓の粘液性嚢胞腺腫，精巣上体や子宮広間膜の乳頭状嚢胞腺腫がある．褐色細胞腫が発見される平均年齢は20〜29歳である．VHL病の発症頻度は35,000〜91,000人に1人である．*VHL*腫瘍抑制遺伝子は染色体3p25-26に位置し，hypoxia-inducible factor（HIF）のユビキチン化やプロテオソーム分解を担う蛋白をコードしている．*VHL*の機能欠失型変異は低酸素に対する不適切な活性化を惹起し，解糖系亢進，血管新生，組織増殖などを引き起こす．

◆本例は遺伝子型と臨床所見から1型と2型に分類される．1型の患者と血縁者はVHL蛋白活性の完全欠損を生じる変異を有している．1型では褐色細胞腫の発生は極めてまれである．一方，2型の患者と血縁者はVHL蛋白活性の不完全欠損を生じるミスセンス変異を有しており，褐色細胞腫の発生が極めて多い．2型はさらに2A型（腎細胞がんの合併が少ない），2B（腎細胞がんの合併が多い），2C（褐色細胞腫のみを合併する）に分けられる．

◆本患者のように，両側性でノルアドレナリン優位の褐色細胞腫，若年（45歳以下）でノルアドレナリン優位の一側性褐色細胞腫，VHL病に合併する臨床像（網膜血管腫など）を有する褐色細胞腫／パラガングリオーマではVHL病の遺伝子検査を考慮すべきである．

正解：E

● 文 献

- Binderup ML, *et al*.：Danish vHL Coordination Group. Von Hippel-Lindau disease（vHL）．National clinical guideline for diagnosis and surveillance in Denmark. 3rd ed, *Dan Med J* 2013；**60**：B4763.
- Eisenhofer G, *et al*.：Pheochromocytomas in von Hippel-Lindau syndrome and multiple endocrine neoplasia type 2 display distinct biochemical and clinical phenotypes. *J Clin Endocrinol Metab* 2001；**86**：1999-2008.
- Galan SR, *et al*.：Genetics and molecular pathogenesis of pheochromocytoma and paraganglioma. *Clin Endocrinol*（*Oxf*）2013；**78**：165-175.
- Lenders JW, *et al*.：Endocrine Society. Pheochromocytoma and paraganglioma：an endocrine society clinical practice guideline. *J Clin Endocrinol Metab* 2014；**99**：1915-1942.

✨クリニカルパール✨

①一側性あるいは両側性副腎腫瘍をみたとき，褐色細胞腫を疑う重要なポイントはCT所見である．
②両側性副腎褐色細胞腫は何らかの遺伝子変異と関連している．
③生化学的特徴（アドレナリン優位かノルアドレナリン優位か）は体細胞遺伝子変異のタイプ（クラスター1かクラスター2か）の予測に有用である．
④褐色細胞腫の遺伝子変異を知ることは患者や血縁者の診療に際して重要である．VHL病の場合，褐色細胞腫の原因が明らかになれば褐色細胞腫やパラガングリオーマのみならず，網膜血管腫，腎細胞がん，小脳や脊髄の血管芽腫，膵内分泌腫瘍の定期スクリーニングを行うことができる．

Case 18

II 副腎

慢性浮腫を伴う高アルドステロン血症

30歳女性：浮腫と高アルドステロン血症の精査目的で紹介された．浮腫は数年来持続していたが，最近1年で悪化傾向．両側足関節部から下腿のむくみとともに，両手や腹部にもむくみを自覚している．フロセミド40 mgおよびカリウム製剤20 mgを1日2回内服している．フロセミドは半年前から開始され，約1週間は朝20 mgのみの内服で有効であった．以後投与量は漸増されたが，増量時には7から10日間は有効，しかしその後効果が減弱してしまう．体重は朝と比べて夜に約5.5 kg増加する．

循環器内科の診察では心電図，その他に異常を認めなかった．

身体所見：肥満傾向（BMI 27.5 kg/m²）ではあるが全身状態良好である．血圧112/68 mmHg，脈拍82回/分，心音正常．甲状腺触診は異常所見なく臨床的に甲状腺機能異常の所見はみられない．足関節に軽度の圧痕性浮腫を認め，末梢血管は良好に触知した．

血液検査結果を表1に示す．24時間蓄尿の尿蛋白量は正常であった．

表1 血液検査結果

ナトリウム	143 mEq/L	カリウム	3.4 mEq/L	クレアチニン	1.0 mg/dL
アルドステロン	86 ng/dL（<22）	レニン活性	12.2 ng/mL/時（0.6〜3.0）	TSH	1.5 mIU/L（0.3〜4.2）
1 mgデキサメタゾン抑制試験後の血中コルチゾール濃度	0.9 μg/dL（< 1.8）				

Q 次に行うべきステップはどれか．

A. フロセミドの漸減・中止
B. 副腎CT
C. 腎血管造影
D. 生理食塩水負荷試験

解説

◆本患者の臨床所見は特発性浮腫に典型的である．特発性浮腫は女性に多く，10代後半から50代で生じやすい．真の発症機序は不明であるが，血管内脱水を伴う"毛細血管からの水分漏出"ともいえる病態で，そのため血漿浸透圧が上昇し口渇感が増す．血管内脱水のために日々の飲水量が多くなり，夜の体重が著明に増加する．通常，健常人では夜の体重は朝と比べて0.7 kg程度の増加にとどまる．しかし特発性浮腫の患者は1日で9 kgもの体重増加を生じる場合もある．水分摂取過多および急速に生じるサードスペースへの水分の分布が原因である．これらの女性における"むくみ"は身体全体に分布するため身体診察上明らかでないことが多いが，浮腫を確認できる場合は足部や足関節部などの限局した領域のみに出現している．

◆この病態を認識していない臨床医はサイアザイドやループ利尿薬による治療を選択しがちである．しかしながら，患者はすでに血管内脱水の状態であり利尿薬の長期的効果は期待できない．せ

いぜい1週間程度は効果がみられるが，その後，患者の訴えに応じて漸増せざるを得なくなる．利尿薬はさらなる体液量減少をもたらし続発性アルドステロン症の状態となる．

◆血漿アルドステロン濃度と血漿レニン活性のバランスは10：1の比率である．本患者は高アルドステロン血症（血漿アルドステロン濃度 86 ng/dL）および高レニン血症（血漿レニン活性 12.2 ng/mL/時）の状態である．これは正常の副腎が高レニン，高アンジオテンシンIIに対して正常に反応している結果である．したがって，副腎疾患の診断のために必要な生理食塩水負荷試験（解答 D）と副腎 CT（解答 B）の適応はない．腎動脈の検索（解答 C）は患者が高血圧や自発性低カリウム血症を伴う続発性アルドステロン症の場合には適応がある．しかし本患者は正常血圧であり，続発性アルドステロン症の原因は利尿薬と減塩食治療である．

◆本症の患者は塩分過剰摂取が水分貯留を悪化させることを認識しているため，自発的に低塩食を摂取する傾向にある．しかも，極端な減塩をしている患者が多い．利尿薬を使用していない特発性浮腫の患者における塩分摂取量は24時間蓄尿による尿中ナトリウム排泄量測定により推定できる．なかには24時間尿中ナトリウム排泄量が10 mEq程度に低下している症例もある．彼らは食料品店のあらゆる食品のナトリウム含有量を把握しているのである．このように過度のナトリウム摂取制限は続発性アルドステロン症を増悪させるため逆効果である．

◆さて，それではどうしたらよいのか？ 第一に特発性浮腫以外の浮腫の原因（心不全，ネフローゼ症候群，甲状腺機能低下症）の鑑別診断を行う．これらが否定されたら，症状を緩和するためのステップについて患者とよく話し合う．一般的には次のような段取りである．

①サイアザイドやループ利尿薬を漸減，中止（解答 A）．上述のように利尿薬は本症の病態には逆効果である．しかし利尿薬の中止は患者にとって大変困難である．利尿薬中止による長期的効果を患者に教育することが成功の鍵である．

②過剰な水分摂取をやめる．水分を飲み過ぎなければ体重は1日で9 kgも増えない．患者に朝・夕の体重を測定させ，水分制限の効果を認識させる．最終的に1日の体重変動を1 kg以内にとどめることを目標とする．

③毎日水中に浸かる．プールなどに首まで浸かることで重力から解放され，水圧の効果でサードスペースの水分が急速に血管内に還流する．プールに入るとほとんどの特発性浮腫の患者は膀胱が充満し15分以内にプールを出たくなる．この排尿促進作用により浮腫が改善する．

④日中に20分間横になる．臥位になることでサードスペースの水分が血管内に戻り，多くの患者で症状が緩和される．

⑤毎日の運動．等張性の筋肉運動はサードスペースの水分を血管内に戻す．水泳は理想的な運動である．

⑥軽度の塩分摂取制限．高血圧患者に対する減塩指導（ナトリウム 2〜3 g/日 ＝ NaCl 5〜7.6 g/日）が本症にも適切である．過度な減塩は避けるべきである．

⑦低用量のミネラロコルチコイド拮抗薬の投与を検討．上記の対処にもかかわらず浮腫が改善しない場合は，続発性アルドステロン症を部分的にブロックすることを考慮する．スピロノラクトン（1日 25〜50 mg）が妥当な投与量である．

⑧ブロモクリプチンの投与を検討．数十年前に特発性浮腫に対してドパミン作動薬が有効であることが偶発的に発見された．作用機序は不明である．通常はブロモクリプチン 2.5 mgを就前に1/2錠から投与を開始する．

◆本症のマネジメントにおいて大事なことは，心機能や腎機能に問題がないことおよび上記の対処が症状を緩和することを患者によく理解させること，治療をしないことである．

正解：A

● 文 献

- Blankfield RP, et al.：Etiology and diagnosis of bilateral leg edema in primary care. Am J Med 1998；105：192-197.
- Ely JW, et al.：Approach to leg edema of unclear etiology. J Am Board Fam Med 2006；19：148-160. Review. Erratum in：J Am Board Fam Med 2008；21：86.
- Kay A, et al.：Idiopathic edema. Am J Kidney Dis 1999；34：405-423.
- Kuwahara M：[Idiopathic edema]. Nihon Rinsho 2005；63：109-112.
- Marks AD：Intermittent fluid retention in women. Is it idiopathic edema? Postgrad Med 1983；73：75-83.
- Oelkers W：Idiopathic edema. Contrib Nephrol 1980；23：47-54.
- Streeten DH：Idiopathic edema. Pathogenesis, clinical features, and treatment. Endocrinol Metab Clin North Am 1995；24：531-547.
- Trayes KP, et al.：Edema：diagnosis and management. Am Fam Phy-

クリニカルパール

①特発性浮腫は女性に多く，10代後半から50代で生じやすい．真の発症機序は不明であるが，血管内脱水を伴う"毛細血管からの水分漏出"の病態で，そのため血漿浸透圧が上昇し口渇感が増し，水分摂取量が増加する．

②特発性浮腫を診断する前に，まず，それ以外の浮腫の原因(心不全，ネフローゼ症候群，甲状腺機能低下症)を除外する．

③特発性浮腫の症状を緩和するために以下の戦略が有効である．サイアザイドやループ利尿薬を漸減，中止する．過剰な水分摂取をやめる．毎日プールや風呂などで首まで体を沈める．日中に20分間臥位になる．毎日の運動．軽度の塩分摂取制限．低用量のミネラルコルチコイド拮抗薬の投与を検討する．ブロモクリプチンの投与も検討する(訳者注：わが国では適応外)．

Case 19　II 副腎

スペル（発作）と褐色細胞腫の検索

32歳女性：褐色細胞腫の精査のために来院した．患者は過去一年間，スペル（発作）で悩まされてきた．典型的な発作は胸骨下部の刺すような胸痛（8/10程度の強度）から始まり，患者が「あたかも心臓が胸から飛び出す」ように感じるポイントまで増悪する．

患者は熱感を感じ，全身的な発汗を認めた．発作時の血圧は上昇しており 174/92 mmHg のこともあった．発作の持続時間は10から15分間，週に2, 3回の頻度である．発作後は疲労感が強く，2, 3時間臥床してしまう．発作の誘因あるいは軽減する因子ははっきりしない．これまで絶望感やパニック症状を経験したことはない．

患者は公認看護師で検査結果を注意深く記録していた．これまで別々の4回の機会に，24時間尿中メタネフリンとカテコールアミン分画測定が実施されていたが，典型的な発作時に採尿された3回を含め，いずれも正常値であった．血漿メタネフリン分画も3回測定されたが，いずれも正常範囲であった．腹部と骨盤CT，腹部MRI，頸部MRI，^{123}I-MIBGシンチグラフィが実施されたが，いずれも正常画像で，褐色細胞腫やパラガングリオーマは見つからなかった．発作時のECGも正常であった．さらに，心臓の運動負荷試験，冠動脈造影も実施されたが，異常を認めなかった．

現在の服薬はメトプロロール（50 mg/日）とドキサゾシン（4 mg/日 分2）である．

身体所見：血圧 126/84 mmHg, 脈拍 72回/分. BMI 35.2 kg/m^2，肥満は対称性である．心肺所見は異常なし．家族性褐色細胞腫を示唆する身体所見は認めない．腎血管雑音は聴取できず，末梢動脈も正常に触知できる．

Q 褐色細胞腫を評価するために次のステップとして最も適切なのはどれか．

- A. ^{111}In-DTPA-ペンテトレオチドによるソマトスタチン受容体シンチグラフィ
- B. カテコールアミン評価のための系統的な静脈サンプリング
- C. 褐色細胞腫診断のためのさらなる追加検査は不要
- D. 心電同期心臓 MRI
- E. 6-[^{18}F]フルオロドパミン PET

解説

◆発作の原因は30以上もある．褐色細胞腫は最も頻度の少ない原因(culprit)であるが，最も多く考慮される原因疾患である．発作性の症状を示す褐色細胞腫の患者では，生化学検査結果は常に異常を示す．症状が強くなればなるほどメタネフリンとカテコールアミンレベルはより異常高値を示す．一方，逆の状況，すなわち，カテコールアミンとメタネフリンが明らかに高値であるにもかかわらず無症候である場合もまれではない．これはカテコールアミン受容体のダウンレギュレーションおよび適応による．しかし，本例での重要な教育的ポイントは，症候性の褐色細胞腫ならメタネフリンとカテコールアミン分画が正常レベルであることはありえないという点である．それ故，追加の画像検査(解答A，D，E)は必要ないといえる．画像検査が進歩した現在，いかなる種類の静脈サンプリング(解答B)も時代遅れで禁忌である．

◆得られた検査結果から，本患者は褐色細胞腫ではなく，このまれな腫瘍の診断のための追加検査は必要ない(解答C)．

◆内分泌専門医にとって最も悩ましい課題のひとつが発作のある患者である．「発作」には特定の定義はないが，通常，「反復性，自然に治癒する，定型的な症状の突然の出現」と表現される．発作の形式は極めて多様であるが，個々の患者では通常定型的である傾向がある．発作は1日に何度も起きる場合から，1か月に1回のこともある．褐色細胞腫の発作の典型的な持続時間は15〜20分であるが，もっと短いことや数時間続くこともある．しかし，臨床医は発作を呈するほとんどの患者は褐色細胞腫ではなく，またほとんどの発作は内分泌異常が原因(表1)ではないことを認識しておく必要がある．

◆発作を訴える患者で24時間尿中メタネフリン分画，カテコールアミン分画が正常である場合，発作時の24時間蓄尿検査を実施するのは合理的である．しかし，著者は30年間にわたり年間30〜40例の褐色細胞腫を診療してきたが，発作時にのみ検査結果の異常を示した例の経験はない．褐色細胞腫による発作を有するすべての患者は非発作時にも検査結果の異常を示す．原因となる腫瘍は過剰のカテコールアミン，メタネフリンを持続的に分泌しているものである．

表1 褐色細胞腫様発作の鑑別診断

Endocrine
- Carbohydrate intolerance
- Hyperadrenergic spells
- Hypoglycemia
- Medullary thyroid carcinoma
- Pancreatic tumors (eg, insulinoma)
- Pheochromocytoma
- Primary hypogonadism (menopausal syndrome)
- Thyrotoxicosis

Cardiovascular
- Angina
- Cardiovascular deconditioning
- Labile essential hypertension
- Orthostatic hypotension
- Paroxysmal cardiac arrhythmia
- Pulmonary edema
- Renovascular disease
- Syncope

Psychologic
- Factitious (eg, drugs, Valsalva)
- Hyperventilation
- Severe anxiety and panic disorders
- Somatization disorder

Pharmacologic
- Chlorpropamide-alcohol flush
- Combination of a monoamine oxidase inhibitor and a decongestant
- Illegal drug ingestion (cocaine, phencyclidine, lysergic acid diethylamide)
- Sympathomimetic drug ingestion
- Vancomycin ("red man syndrome")
- Withdrawal of adrenergic-inhibitor

Neurologic
- Autonomic neuropathy
- Cerebrovascular insufficiency
- Diencephalic epilepsy (autonomic seizures)
- Migraine headache
- Postural orthostatic tachycardia syndrome
- Stroke
- Harlequin syndrome

Other
- Carcinoid syndrome
- Mast cell disease
- Recurrent idiopathic anaphylaxis
- Unexplained flushing spells

正解：C

文献

- Benarroch EE：Postural tachycardia syndrome：a heterogeneous and multifactorial disorder. Mayo Clin Proc 2012；**87**：1214-1225.
- Kaur S, et al.：Harlequin syndrome：a mask of rare dysautonomic syndromes. Dermatol Online J 2015；**21**：9.
- Kudva YC, et al.：Lightheaded spells and hypertension. Lancet

1997 ; **350** : 1140.
- Oi N, *et al.* : Comparison of the symptoms of menopause and symptoms of thyroid disease in Japanese women aged 35-59 years. *Climacteric* 2013 ; **16** : 555-560.
- Smith JH, *et al.* : Neurologic symptoms and diagnosis in adults with mast cell disease. *Clin Neurol Neurosurg* 2011 ; **113** : 570-574.
- van Loon IN, *et al.* : The evaluation of spells. *Neth J Med* 2011 ; **69** : 309-317.
- Yale SH, *et al.* : Disorders of flushing. *Compr Ther* 2005 ; **31** : 59-71.
- Young WF Jr, *et al.* : Spells : in search of a cause. *Mayo Clin Proc* 1995 ; **70** : 757-765.

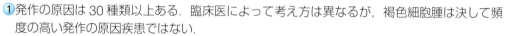

① 発作の原因は30種類以上ある．臨床医によって考え方は異なるが，褐色細胞腫は決して頻度の高い発作の原因疾患ではない．
② 発作症状を呈する褐色細胞腫患者では，生化学検査は常に異常である．症状の強さとメタネフリン，カテコールアミンレベルとは相関する．発作をきたす褐色細胞腫患者なら，メタネフリン，カテコールアミンが正常範囲であることはない．
③ たとえ症状がいかに褐色細胞腫に典型的であっても，もし24時間尿中メタネフリン，カテコールアミン分画が正常なら，発作の原因として他の疾患を考えるべきである．

Case 20

II 副腎

褐色細胞腫に対する副腎静脈サンプリング

33歳女性：動悸・発汗・振戦・頭痛発作のために他院で精査を受け，副腎に対する治療方針の相談のために受診した．発作の持続は15〜30分，週に3回程度生じる．発作の誘因や症状緩和の因子はないということである．発作時には血圧が上昇するが非発作時の血圧は正常である．発作による夜間覚醒あり．また，発作前には予兆を感じる．発作のためにたびたび救急外来を受診している．前医の検査で血漿ノルメタネフリンが1.2 nmol/Lと上昇（正常＜0.9 nmol/L），血漿メタネフリンは正常範囲であった．24時間尿中メタネフリン分画とカテコールアミン分画は正常範囲であった．腹部骨盤CTでは異常所見がなかった（図1，左右副腎を矢印で示す）．ACTH持続負荷（50 μg/時）による副腎静脈サンプリングの結果は表1の通りである．副腎静脈サンプリングの結果，患者は担当医から右副腎摘出術を勧められた．

当院受診時，患者は内服治療を受けておらず，血圧は正常であった．褐色細胞腫と関連する内分泌症候群の徴候（カフェオレ斑，神経線維腫，粘膜神経腫，網膜血管腫，甲状腺腫瘍など）は認められなかった．

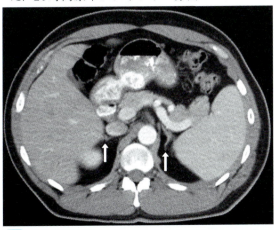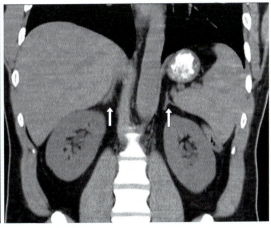

図1 腹部骨盤CT

表1 副腎静脈サンプリングの結果

	右AV	PV*	左AV
アドレナリン（pg/mL）	19,243	16	913
コルチゾール（μg/dL）	630	29	580

AV：副腎静脈，PV：末梢静脈．
*基準値：末梢静脈アドレナリン＝0〜110 pg/mL，コルチゾール＝5〜25 μg/dL．

Q 今後の方針として最も適切なのはどれか．

A. ^{123}I-MIBGシンチグラフィ実施
B. 血清カルシトニンの測定
C. 精神科あるいは心療内科受診
D. 6-[^{18}F] フルオロドパミン PET の実施
E. 腹腔鏡下右副腎摘出術の実施

解説

◆患者の発作症状の原因がカテコールアミン産生腫瘍である場合は，通常，症状の程度に応じた尿中メタネフリン分画，尿中カテコールアミン分画の上昇がみられる．つまり，症状が強く，頻回の発作症状を呈する症例ではこれらのマーカーが著しく高値を示すはずである．たとえば，本患者がカテコールアミン産生腫瘍を有しているとすると，ノルアドレナリン，アドレナリン，ノルメタネフリン，メタネフリンは正常上限の5倍以上に増加しているはずである．著しい発作症状にもかかわらず本患者の24時間尿中メタネフリン分画とカテコールアミン分画は正常範囲であった．血漿ノルメタネフリンは正常上限よりやや高値のレベルであり，褐色細胞腫でなくても約15％の人にこの程度の上昇がみられる．カテコールアミン産生腫瘍の症例では血清マーカーと臨床症状が相関すること，さらに，患者の腹部骨盤CTで異常所見がないことを正しく理解すれば，本患者にカテコールアミン産生腫瘍が存在する可能性はゼロであることがわかるであろう．以上のことから，多発性内分泌腫瘍症2型（multiple endocrine neoplasia type 2：MEN2）の可能性を評価する目的の血清カルシトニン測定（解答B）は必要ない．追加の局在診断（解答AとD）はカテコールアミンが異常でない（褐色細胞腫の可能性がない）ことがわかっているので実施すべきではない．また，カテコールアミン過剰症状を引き起こすような褐色細胞腫の腫瘍径は平均4.5 cmであることから，本患者のCTで右副腎が正常形態であることを考えると右副腎褐色細胞腫とは考えにくい．腹腔鏡下右副腎摘出術（解答E）は深刻な医療ミスであるうえ，本患者の症状の原因除去とはならない．

◆褐色細胞腫を疑う症例に対する副腎静脈サンプリングは有用であるように思うかもしれないが，実際には，常に誤った結果を得るだけである．下大静脈に流れ込む右副腎静脈は短く，血液採取の際に静脈カテーテルの先端が副腎髄質のカテコールアミン分泌を刺激する．一方，左副腎静脈のサンプリングではカテーテルは左腎静脈に沿って進められ，左副腎静脈が下横隔静脈に合流する部位まで挿入される．多くの放射線科医は左副腎静脈血の採取を左副腎静脈開口部で行う．このためカテーテル先端から副腎髄質までの距離が遠く髄質のカテコールアミン分泌は刺激を受けにくい（図2）．

◆褐色細胞腫でない18例を対象とした結果から，右副腎静脈（アドレナリン389〜118,326 pg/mL，ノルアドレナリン156〜11,193 pg/mL）と左副腎静脈（アドレナリン113〜9,327 pg/mL，ノルアドレナリン229〜2,216 pg/mL）のカテコールアミン値は患者によって大きく異なることがわかる．そのうえ，右副腎静脈に対する左副腎静脈のアドレナリン比は83：1（中央値2.1：1）と右優位

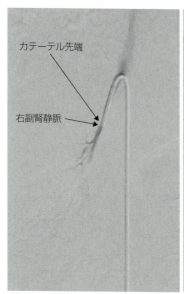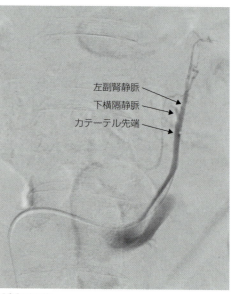

図2 副腎静脈サンプリング実施中の静脈造影画像

に高値である．このように，カテコールアミンの副腎静脈サンプリングはカテコールアミン過剰の局在診断として有用な検査ではない．

◆褐色細胞腫は極めてまれな腫瘍である．褐色細胞腫が疑われて検査を受ける患者の多くは褐色細胞腫ではない．夜間に発作を生じる患者のほとんどは性ホルモン低下（更年期）やパニック障害である．夜間に発作が生じ，患者が予兆を感じると言う場合は，まずパニック障害を疑う．本患者の今後の方針として，精神科（心療内科）の受診を勧めることが最も適切である（解答A）．パニック障害の多くの患者は発作症状がパニック障害によるものだとは考えないものである．

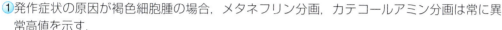

正解：C

● 文 献

・Freel EM, et al.：Adrenal venous sampling for catecholamines：a normal value study. *J Clin Endocrinol Metab* 2010；**95**：1328-1332.
・Kinney MA, et al.：Perianesthetic risks and outcomes of pheochromocytoma and paraganglioma resection. *Anesth Analg* 2000；**91**：1118-1123.
・Sawka AM, et al.：A comparison of biochemical tests for pheochromocytoma：measurement of fractionated plasma metanephrines compared with the combination of 24-hour urinary metanephrines and catecholamines. *J Clin Endocrinol Metab* 2003；**88**：553-558.
・Young WF Jr, et al.：Spells：in search of a cause. *Mayo Clin Proc* 1995；**70**：757-765.

クリニカルパール

①発作症状の原因が褐色細胞腫の場合，メタネフリン分画，カテコールアミン分画は常に異常高値を示す．

②動悸・血圧上昇・発汗・振戦・頭痛などの発作症状（"spell"）を呈する患者のほとんどは褐色細胞腫ではない．

③症状を呈する褐色細胞腫の平均腫瘍径は4.5 cmであり，画像検査で容易に確認できる．臨床医は決して，正常形態（CTで明らかな腫瘍がない）の副腎の摘出術を"褐色細胞腫の治療"として患者に勧めてはならない．

④画像診断の発達した21世紀に副腎静脈サンプリングを褐色細胞腫の局在診断として用いてはならない．

Case 21　原発性アルドステロン症におけるスクリーニング

Ⅱ　副腎

34歳女性：右副腎偶発腫瘍の精査のため紹介受診した．腹部CTは後に過敏性大腸症候群によることが明らかになった腹痛の検査として実施された．CT（図1）では右副腎外側脚に径1.2 cm，造影前8 Hounsfield unit（HU）の結節を認め，造影10分後のwashoutは76%であった．

患者の体重は増減なく月経周期も正常であった．4年前に高血圧を指摘された．糖尿病，骨折の既往はなく，高血圧の家族歴も認めなかった．服薬中の降圧薬はベラパミルSR（240 mg/日）およびリシノプリル（10 mg/日）であった．
身体所見：対称性の肥満を認めた．身長163 cm，体重83 kg，BMI 31.3 kg/m^2，血圧148/94 mmHg．多毛，皮膚線条，浮腫なし．心，肺，四肢に異常所見なし．

血液検査結果を表1に示す．

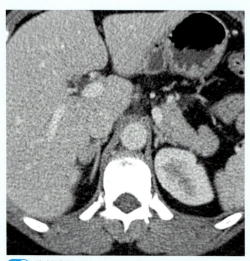

図1　腹部造影CT

表1　血液検査結果（午後4時採血）

ナトリウム	144 mEq/L	カリウム	3.6 mEq/L	アルドステロン	7.9 ng/dL（< 22）
PRA	< 0.6 ng/mL/時（0.6〜3.0）	1 mg 一晩法デキサメタゾン抑制試験後コルチゾール			0.9 μg/dL（< 1.8）

Q 本患者の検査の次のステップとして最も適切なのはどれか．

A. 深夜唾液コルチゾール測定
B. 早朝にアルドステロンとレニンを再検
C. 24時間尿中メタネフリン，カテコールアミン分画測定
D. 副腎MRIのケミカルシフト画像を撮影
E. 追加検査をせず3〜6か月後にCTを再検

🔍 解説

◆ 本患者は高血圧と副腎偶発腫瘍を合併している．高血圧の家族歴がないことは臨床医に二次性高血圧の可能性をより強く疑わせることになる．デキサメタゾン抑制試験の結果は正常であったことから，コルチゾールの自律性産生はなく，それゆえ，深夜の唾液コルチゾール測定（解答A）は不要である．副腎CTは＜10 HUのCT値を示したことから，褐色細胞腫は否定的で，このまれな腫瘍の検索のために24時間尿中メタネフリン・カテコールアミン分画の測定（解答C）は不要である．脂肪含量を敏感に反映するケミカルシフトMRIでは良性の副腎腺腫はin-phaseと比較してout-of-phase画像で信号減弱を認める．しかし，本患者の副腎腫瘍はCT値が10 HU未満の低密度でかつ造影剤の早期のwashoutを認めたことから，明らかに副腎皮質腺腫であり，MRIの追加検査（解答D）は不要である．もちろん，3～6か月後のCT再検査を実施（解答E）してもよいが，ここでの最も適切な解答は早朝にアルドステロン濃度（PAC）とPRAを再検することである（解答B）．

◆ APAからのアルドステロン分泌はコルチゾールと平行する日内リズムを示すことから，APAによる原発性アルドステロン症（PA）患者では，もし午後にアルドステロン濃度が測定された場合，正常範囲を示す可能性がある．本患者の朝に測定されたPACは26 ng/dL，PRAは＜0.6 ng/mL/時であった．ちなみに，朝のPAC＞15 ng/dLおよびPRA感度以下である場合にPAのスクリーニング陽性と判定できる．食塩負荷時の尿中アルドステロン排泄量は20 μg/日で，その際のナトリウム排泄量は288 mEq/日であった．尿中ナトリウム排泄量＞200 mEqの際の尿中アルドステロン＞12 μg/日であればPAと確定診断できる．本患者は腹腔鏡下右副腎摘出術を受け，病理学的に径1.6 cmの皮質腺腫が認められた．術後，高血圧は治癒した．

正解：B

● 文 献

・Funder JW, et al.：Case detection, diagnosis, and treatment of patients with primary aldosteronism：an endocrine society clinical practice guideline. J Clin Endocrinol Metab 2008；93：3266-3281.
・Jansen PM, et al.：Test characteristics of the aldosterone-to-renin ratio as a screening test for primary aldosteronism. J Hypertens. 2014 Jan；32：115-126.
・Young WF Jr：Clinical practice. The incidentally discovered adrenal mass. N Engl J Med 2007；356：601-610.
・Young WF：Primary aldosteronism：renaissance of a syndrome. Clin Endocrinol（Oxf）2007；66：607-618.

クリニカルパール

① APA患者では血中アルドステロンが日内変動を示すことから，朝にスクリーニングを実施することが重要である．この単純だが重要なポイントを認識していないと，手術で治癒可能なPAのサブタイプAPAにおいてスクリーニング偽陰性の結果を招き得る．

Case 22　副腎不全のステロイド補充療法

Ⅱ 副腎

41歳女性：ACTH高値［血中ACTH 253 pg/mL（基準値10〜60）］の精査目的で紹介された．患者は20年来の自己免疫性副腎炎による原発性副腎機能低下症の病歴を有する．橋本病による甲状腺機能低下症の治療も受けている．体調は良好で，主訴はない．内服薬はヒドロコルチゾン（朝10 mgおよび午後5 mg），フルドロコルチゾン（50 μg/日），レボチロキシン（112 μg/日）である．

Addison病，橋本病，1型糖尿病などの内分泌腺の自己免疫疾患の家族歴を有する．

身体所見：全身状態良好．血圧122/80 mmHg，脈拍74回/分．身長144 cm，体重50 kg（BMI 24.5 kg/m²）．日光照射部位の皮膚に通常の褐色変化を認めたが，その他に異常所見は認められなかった．一般検査所見では血清電解質は正常，TSH 2.4 mIU/L（基準値0.3〜4.2）であった．最近実施された骨密度は正常であった．

 次の治療方針のうち推奨されるのはどれか？

A. ヒドロコルチゾンを，プレドニゾロン朝5 mg，午後2.5 mgに変更
B. ヒドロコルチゾンを朝15 mg，午後10 mgに増量
C. 現在のヒドロコルチゾン投与量を継続
D. 就寝前にデキサメタゾン0.5 mgを追加
E. レボチロキシンを150 μg/日に増量

 解説

◆1855年にThomas Addisonが，12例（男性8例，女性4例，年齢22〜60歳）について，反復する嘔吐，皮膚の色素沈着，脈が弱いなどの詳細な臨床所見を発表した．剖検の副腎所見から結核感染が5例，がんの転移が4例，自己免疫性が1例，両側副腎出血と考えられる患者が1例，原因不明が1例であった．最も多い原因は1855年には結核性であったが，21世紀は自己免疫性（約80％の患者）である．

◆本患者は自己免疫性多内分泌腺症候群2型（autoimmune polyglandular syndrome type II；APS2型）である．自己免疫性副腎不全の患者の約半数は少なくとも1つ，あるいはそれ以上の他の内分泌腺の自己免疫異常を有する．これらの患者はAPS2型であると考えられる．典型例では20〜40歳で発症する原発性副腎機能低下症が主たる臨床徴候である．自己免疫性甲状腺疾患（橋本病，Basedow病）や1型糖尿病もAPS2型症例に合併しやすい．APS2型はSchmidt症候群ともよばれ，女性に男性の3倍の頻度でみられる．遺伝様式として常染色体劣性，常染色体優性，多因子遺伝などがある．

◆APS1型はまれな常染色体劣性遺伝で，女性に多く，フィンランド系およびサルデニア系人種に多い．APS2型と比べて頻度は低く，autoimmune regulator（*AIRE*）遺伝子変異が原因である．典型例では小児期から思春期初期に発症する副甲状腺機能低下症や慢性粘膜皮膚カンジダ症が主たる臨床徴候であり，引き続いて原発性副腎機能低下症を発症する（平均発症年齢15歳）．

◆Addison病の治療にはグルココルチコイドとミネラロコルチコイド補充が必要であり，ヒドロコ

ルチゾン，酢酸コルチゾン，プレドニゾロンがよく使われる．合成ステロイドの異化は個人差が大きく投与薬剤に依存する．そのため，多くの臨床医にとって副腎皮質から分泌されるおもなグルココルチコイドであるヒドロコルチゾンが使いやすい．正常のコルチゾール日内変動に合わせて1日必要量の2/3量（10～15 mg）を朝，1/3量（5～10 mg）を夕に投与する．

◆午後の内服時間が夜遅くなると不眠の原因となることがある．適切な補充量は副腎機能低下症の臨床症状や臨床所見が出現しない最少量であり，これにより医原性Cushing症候群を避けることができる．低用量投与法としてはヒドロコルチゾン朝10 mg，午後5 mg，高用量投与法としては朝20 mg，午後10 mgである．甲状腺機能低下症ではTSHが甲状腺ホルモン投与量のよい指標となる．しかし，副腎皮質機能低下症では血中ACTH値は適切なヒドロコルチゾン補充量の指標にはならない．

◆なぜなら，レボチロキシンは半減期約7時間の長時間作用型薬であるためTSHが補充量のよい指標となるが，経口ヒドロコルチゾンの半減期は短く，1日量として適正量のヒドロコルチゾンが補充されているAddison病患者でも朝の内服前のACTHは500 pg/mL程度に上昇している可能性があるからである．

◆24時間蓄尿の遊離コルチゾール値もよい指標ではない．つまり，検査データによるグルココルチコイドの適切補充量の指標はない．そのため，副腎機能低下症患者の適切補充量は臨床的に判断されることになる．

◆本患者は現在のヒドロコルチゾン投与量で体調が良好である．補充量不足や過剰の徴候もない（骨密度も正常である）．そのため，プレドニゾロンなどのより作用時間が長いグルココルチコイドへの変更，さらに，より多い投与量（朝5 mg，夕2.5 mg）への変更は必要ないと考えられる（解答A）．

◆同じ理由から，ヒドロコルチゾンの増量も適切ではない（解答B）．治療の目標はACTHを正常範囲内（10～60 pg/mL）に収めることではないからである．コントロール不良の先天性副腎過形成では就寝前に少量のデキサメタゾンの投与を考慮する場合がある．しかし，本患者は先天性副腎過形成ではなく，現在の内服量に0.5 mgのデキサメタゾンを追加（解答D）するとステロイド過剰となり，潜在性あるいは顕性のCushing症候群を生じることが懸念される．さらに患者のTSHは正常であり，レボチロキシン投与量を変更する必要はない（解答E）

正解：C

● 文 献
・Bancos I, et al.：Diagnosis and management of adrenal insufficiency. Lancet Diabetes Endocrinol 2015；**3**：216-226.
・Castinetti F, et al.：An observational study on adrenal insufficiency in a French tertiary centre：Real life versus theory. Ann Endocrinol (Paris) 2015；**76**：1-8.
・Johannsson G, et al.：Adrenal insufficiency：review of clinical outcomes with current glucocorticoid replacement therapy. Clin Endocrinol (Oxf) 2015；**82**：2-11.
・Koetz K, et al.：Management of steroid replacement in adrenal insufficiency. Minerva Endocrinol 2010；**35**：61-72.
・Øksnes M, et al.：Optimal glucocorticoid replacement in adrenal insufficiency. Best Pract Res Clin Endocrinol Metab 2015；**29**：3-15.
・Young WF Jr：Thomas Addison：1893-1860. In：JL Pasieka, et al.(eds)：Surgical Endocrinopathies：Clinical Management and the Founding Figures, Springer International Publishing Switzerland, 2015：pp.197-201.

クリニカルパール

① 自己免疫性副腎不全の患者のおよそ50%は少なくとも1つ以上の他の内分泌腺の自己免疫異常を合併しており，APS2型であると考えられる．
② Addison病における適切なグルココルチコイド補充量は副腎機能低下症の臨床症状や臨床所見が出現しない最少量であり，これにより医原性Cushing症候群を避けることができる．
③ ACTHはAddison病のヒドロコルチゾン補充量の信頼できる指標ではない．

Case 23 Ⅱ 副腎

原発性アルドステロン症における副腎静脈サンプリング

46歳男性：8年間の高血圧の罹病期間．現在、アムロジピン（10 mg/日）、リシノプリル（20 mg/日）、テラゾシン（8 mg/日）、塩化カリウム（40 mEq/日）を服用している．血清ナトリウム 144 mEq/L、血清カリウム 3.7 mEq/L．高血圧の家族歴はない．患者は、もし低カリウム血症が治り、血圧のコントロールが改善するなら、ぜひ手術を受けたいと考えている．

身体所見：血圧 156/94 mmHg、脈拍 82 回/分、BMI 29.2 kg/m^2．肥満は対称性の分布である．その他、胸腹部所見に異常なく、末梢動脈も正常に触知する．

血液、尿検査結果を表1、2に示す．

副腎 CT（図1）で左副腎に 1.5 cm の結節が見つかった．

副腎静脈サンプリング結果を表3に示す．

表1 血液検査結果

アルドステロン	32 ng/dL（＜ 22）	レニン活性	＜ 0.6 ng/mL/時（0.6～3.0）
1 mg 一晩法デキサメタゾン抑制試験後コルチゾール		1.4 μg/dL（＜ 1.8）	

表2 尿検査結果

食塩負荷試験：尿中アルドステロン排泄量	36 μg/日	尿中ナトリウム	244 mEq/日

※尿中ナトリウムが＞ 200 mEq の時のアルドステロン基準値は＜ 12 μg/日．

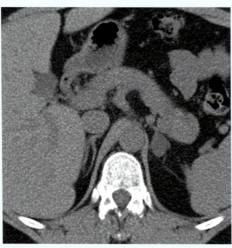

図1 副腎 CT

表3 副腎静脈サンプリング結果（30 分前から ACTH 50 μg/時の点滴静注を開始）

測定	右側副腎静脈	下大静脈	左側副腎静脈
アルドステロン（ng/dL）	26	38	740
コルチゾール（μg/dL）	24	26	690

Q 次のステップとして最も適切なのはどれか．

A． 腹腔鏡下左副腎摘出術の実施
B． 副腎静脈サンプリング（adrenal venous sampling；AVS）を再検する
C． 立位負荷試験の実施
D． 血清 18- ヒドロキシコルチコステロンの測定
E． 腹腔鏡下右副腎摘出術の実施

解説

◆アルドステロン産生腺腫（aldosterone-producing adenoma；APA）と両側性の特発性アルドステロン症（idiopathic hyperaldosteronism；IHA）は最も主要な primary aldosteronism（PA）のサブタイプである——APA は全体の約 35％，IHA は全体の約 60％ を占める．APA では一側副腎摘出術により，低カリウム血症例の血清カリウムの正常化，全例での高血圧の改善，30～60％ の例での血圧の正常化を認める．IHA では一側あるいは両側副腎摘出術により高血圧を改善することがないため，ミネラロコルチコイド受容体（MR）拮抗薬による薬物治療を行うべきである．さらに，APA であっても，患者が手術を希望しない場合，高齢であったり，手術適応に影響する合併症を有する場合などでは，MR 拮抗薬による生涯にわたる治療は合理的な治療戦略である．治療のゴールは高血圧，低カリウム血症，アルドステロン過剰に伴う心血管系および腎障害による罹病率と死亡率を減少させることである．それ故，PA の外科的治療を希望する患者において鍵となる診断ステップは APA と IHA の鑑別である．

◆APA ではアルドステロンが効率よく合成されることから，腫瘍サイズが小さくても（例：直径 5 mm 以下でも）臨床的に高アルドステロン血症を呈する．腫瘍サイズが小さいことから，CT や MRI では形態学的に腫瘍を検出できないことも少なくない．IHA では CT 上，副腎は正常所見あるいは結節性変化を呈する．さらに画像所見上紛らわしいのは，健常者でも，特に加齢変化として，副腎皮質の結節性変化が少なからずみられる．アルドステロン過剰の局在診断における CT の診断精度は約 60％ である．それ故，35 歳以上の PA 患者において CT 上認められた単発性副腎腫瘍がアルドステロン過剰の原因となっているか否かを判断するのは不可能である．本例でも左副腎に径 1.5 cm の結節を認めているが，それが APA か非機能性腺腫かの判断は困難で，それ故，解答の A と E は明らかに誤りである．もし，患者の手術希望があれば，アルドステロン過剰部位の診断のため，追加の検査が必要である．AVS は APA の可能性が高くかつ手術治療を希望する多くの PA 患者において，適切な治療選択のために必須の検査である．

◆本患者は PA と確定診断されており CT にて左副腎に 1.5 cm の皮質腺腫を認めた．患者の手術希望と CT の診断精度が低いことを考慮して AVS が実施されたが，右副腎静脈血中のアルドステロン濃度は下大静脈のそれよりむしろ低値で，一見，矛盾した結果であった．副腎はアルドステロンを代謝しないことから，APA の反対側の副腎静脈血中アルドステロン濃度が下大静脈のそれより低くなることはない．むしろこのデータはアルドステロンを代謝している臓器，すなわち，肝臓からの血液採取に一致している．細い肝静脈が右副腎静脈に隣接して下大静脈に流入するが，時に右副腎静脈がその肝静脈に流入することがある．右副腎静脈からの採血困難が AVS における最も一般的な失敗原因である．さらに，ACTH 負荷時の副腎静脈血中コルチゾールと下大静脈との比は 5 倍以上であることがサンプリング成功の確認に必要である．

◆AVS 検査が成功するための 5 つのキーポイントは，(a) 適切な対象患者の選択，(b) 検査に先立つ慎重な事前準備，(c) 手技に熟練した専門医の存在，(d) 確定した実施プロトコールおよび (e) 結果の正確な解釈，である．両側副腎静脈でのカ

テーテル成功の鍵は術者のこれまでの経験，熱意に加えて，同じ術者が検査を反復することである．それ故，AVSはその手技に関して熟練した専門医療機関でのみ実施すべきといえる．手術適応を決定するためには両側副腎からの採血が正確に実施される必要がある．本患者では2回目のAVSの実施が必要である(解答B)．

◆立位試験(解答C)はAPAとIHAを80%の正確度で鑑別できるとされている．しかし，100%の精度ではなく，しかもAPAであることが示唆されても，左右いずれの副腎がAPAを有するかはわからない．

◆血清18-OH-コルチコステロン(解答D)はIHAよりもAPAで高値を示す傾向がある．しかし，これは末梢血中のアルドステロン濃度の状況，すなわち，一般にAPAのほうがIHAよりも高値であることを反映していると考えられる．しかも，正確度は80%に過ぎずかつ病変が左右いずれかの判定は困難である．末梢血中18-オキソコルチゾール濃度の測定はAPAとIHAの鑑別においてより正確度が高いと思われるが，やはり病変が左右いずれかの判定はできない．

◆腫瘍径が1.5 cm以上のAPAではコルチゾールの同時産生の有無を除外する必要がある．アルドステロンと異なり，臨床的に重要なコルチゾール産生には，ホルモン産生に必要なより大きな「工場」を必要とするため，1.5 cm以下の小さなAPAでは必ずしも常にコルチゾールの自律性分泌をスクリーニングする必要はない．左副腎に径1.5 cmの腫瘍を認めた本患者では，右副腎にAPA，左副腎にコルチゾール産生腺腫がある可能性も考えられるため，1 mg一晩法デキサメタゾン抑制試験が実施されたが，コルチゾールは正常に抑制された．

◆再実施されたAVSは成功し，右副腎からアルドステロンが過剰産生されていることが明らかとなった(表4)．左副腎腺腫は非機能性の副腎偶発腫瘍といえる．腹腔鏡下右副腎摘出術により右副腎に径6 mmの腺腫が発見された．手術翌日の血漿アルドステロンは4 ng/dL以下であった．低カリウム血症は正常化するとともに，術後3か月後には高血圧は少量のアムロジピンで十分にコントロール可能となった．

◆初回のAVSで右側が不成功かつCTで左副腎に腫瘍を認めたことから，本患者ではAVSの再検査が必要であった．しかしながら，もし①AVSが不成功であった右側副腎にCTで腫瘍があり，②AVSが成功した左副腎静脈血中アルドステロン濃度が低値(例：ACTH負荷後：<250 ng/dL)，③左副腎静脈のアルドステロン／コルチゾール比が下大静脈のそれより低値，であれば腹腔鏡下右副腎摘出術を実施する合理的な根拠となり得る．アルドステロンは副腎でのみ産生されるので，典型的なPAの患者で左副腎静脈血中アルドステロンが低値なら，アルドステロン過剰産生は左副腎しかないといえる．

正解：B

● 文 献

- Funder JW, et al.：Case detection, diagnosis, and treatment of patients with primary aldosteronism：an endocrine society clinical practice guideline. J Clin Endocrinol Metab 2008；93：3266-3281.
- Kempers MJ, et al.：Systematic review：diagnostic procedures to differentiate unilateral from bilateral adrenal abnormality in primary aldosteronism. Ann Intern Med 2009；151：329-337.
- Lim V, et al.：Accuracy of adrenal imaging and adrenal venous sampling in predicting surgical cure of primary aldosteronism. J Clin Endocrinol Metab 2014；99：2712-2719.
- Minami I, et al.：Diagnostic accuracy of adrenal venous sampling in comparison with other parameters in primary aldosteronism. Endocr J 2008；55：839-846.
- Satoh F, et al.：Is there a role for segmental adrenal venous sampling and adrenal sparing surgery in patients with primary aldosteronism? Eur J Endocrinol 2015；173：465-477.
- Satoh F, et al.：Measurement of peripheral plasma 18-oxocortisol can discriminate unilateral adenoma from bilateral diseases in patients with primary aldosteronism. Hypertension 2015；65：1096-1102.
- Umakoshi H, et al.：Importance of contralateral aldosterone suppression during adrenal vein sampling in the subtype evaluation of primary aldosteronism. Clin Endocrinol (Oxf) 2015 Mar 2.
- Umakoshi H, WAVES-J Study Group, et al.：Optimum position of left adrenal vein sampling for subtype diagnosis in primary aldosteronism. Clin Endocrinol (Oxf) 2015 Jun 30.
- Young WF Jr：Primary aldosteronism--one picture is not worth a

表4 再検AVS(ACTH負荷：50μg/時)の結果

測定	右側副腎静脈	下大静脈	左側副腎静脈
アルドステロン(ng/dL)	7,310	42	680
コルチゾール(μg/dL)	720	32	600

- thousand words. *Ann Intern Med* 2009；**151**：357-358.
- Young WF, *et al.*：What are the keys to successful adrenal venous sampling(AVS)in patients with primary aldosteronism? *Clin Endocrinol*(*Oxf*) 2009；**70**：14-17.
- Young WF, *et al.*：Role for adrenal venous sampling in primary aldosteronism. *Surgery* 2004；**136**：1227-1235.

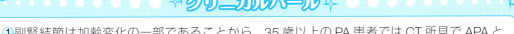

①副腎結節は加齢変化の一部であることから，35 歳以上の PA 患者では CT 所見で APA と IHA を確実には鑑別できない．
②AVS の成功には両側副腎静脈カテーテルの成功が必須で，副腎静脈と下大静脈血中コルチゾール比(ACTH 負荷なし：＞3，ACTH 負荷あり：＞5)で確認する．
③AVS は手技に熟練し，両側副腎静脈カテーテルの成功率が高い(たとえば 90% 以上)放射線科医(およびそれに準じる専門医)のいる専門施設で実施する必要がある．
④径 1.5 cm 以上の腫瘍を有する PA 患者では，臨床的に意義のあるコルチゾール同時産生の有無を確認するため，1 mg 一晩法デキサメタゾン抑制試験を実施する必要がる．
⑤典型的な PA 患者で，①CT で右副腎腫瘍，②AVS で右副腎静脈不成功，③左副腎静脈血中アルドステロン低値，④アルドステロン／コルチゾール比：左副腎静脈血＜下大静脈，である場合は，AVS を反復せずに右副腎摘出術を考慮してよい．

Case 24　Ⅱ 副腎

両側多発副腎腫瘍による Cushing 症候群

43歳女性：Cushing 徴候の精査のために紹介された．4年間で 12 kg の体重増加，後頸部の脂肪沈着，末梢の浮腫，近位筋の筋力低下などの症状が認められた．髭や赤色皮膚線条はなく，月経不順を認め，最近，高血圧と診断されたとのことであった．糖尿病はなく，骨粗鬆症と診断されていたが骨折歴はない．ロサルタン（50 mg/日），ヒドロクロロチアジド（25 mg/日）を内服していた．

身体所見：身長 172 cm，体重 102.7 kg（BMI 34.7 kg/m^2），血圧 155/92 mmHg．満月様顔貌，後頸部および鎖骨上部の脂肪沈着など軽度の Cushing 様徴候を認めた．多毛，皮膚線条は認めず，両足関節部に浮腫を認めた．また，近位筋萎縮のために屈伸ができなかった．

血液，唾液，尿検査を表1，2に，腹部 CT を図1に示す．

表① 血液検査結果

ナトリウム	141 mEq/L	カリウム	3.9 mEq/L		
コルチゾール	午前8時：18 μg/dL（7〜25），午後4時：18 μg/dL（2〜14）			ACTH	<5.0 pg/mL（10〜60）
DHEA-S	<15 μg/dL（48〜244）				
8 mg 一晩法デキサメタゾン抑制試験後コルチゾール			17 μg/dL（<1）		

表② 唾液・尿検査結果

深夜の唾液中コルチゾール	276 ng/dL（<100）	24 時間尿中遊離コルチゾール	230 μg（3.5〜45）

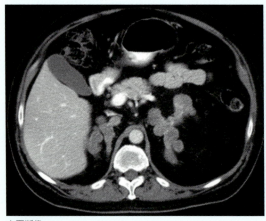
水平断像

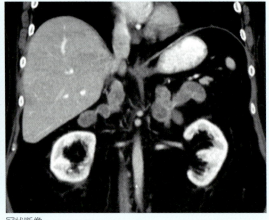
冠状断像

図① 腹部 CT

Q 本患者の Cushing 症候群の原因として考えられるのはどれか．

A. 副腎皮質がん
B. 後天的に自律分泌能を獲得した先天性副腎過形成
C. 副腎皮質腺腫
D. 両側大結節性副腎過形成
E. 原発性色素沈着結節性副腎皮質病

解説

◆本患者は軽症および緩徐に進行した Cushing 症候群の臨床像を呈している．CT では副腎に結節性の著明な腫大を認め，大変特徴的な所見である．正常副腎の形態および輪郭(逆 V 字)を保ったままの副腎腫大であることから副腎皮質過形成が疑われる．血液，尿検査結果は副腎性 Cushing 症候群として矛盾しない所見である．CT での著明な結節性の副腎腫大と身体所見，検査所見から，まれな Cushing 症候群の一病型である両側性大結節性副腎過形成(bilateral macronodular adrenal hyperplasia；BMAH)(解答 D)と診断される．

◆本症では副腎は左右それぞれ 50～500 g(正常副腎は 4 g)に腫大し，色素沈着を伴わない複数の結節を有する．BMAH による Cushing 症候群はコルチゾール分泌能が低い結節の多発によって生じ，緩徐に進行する．本疾患の病態生理に関する近年の進歩については後述する．

◆副腎がん(解答 A)は通常，急激に発症する Cushing 症候群を呈する．副腎男性ホルモン過剰症状や検査所見を示し，CT では一側性の大きな副腎腫瘍が確認される．

◆無治療の先天性副腎過形成(解答 B)は両側副腎過形成を示す可能性があるが Cushing 症候群にはならない．

◆臨床所見と検査所見は副腎性腺腫による Cushing 症候群(解答 C)や PPNAD(解答 E)にも一致するが，CT 所見から否定的である．副腎腺腫による Cushing 症候群では一側性の副腎腺腫は通常 1 個で，径 2.5 cm 以上，最大でも径 5 cm を超えない．対側副腎は通常萎縮する．一方，PPNAD では副腎は正常あるいは 1 cm 以下の微小結節が，萎縮した副腎皮質にビーズ状に多発している像として描出される．

◆BMAH は Cushing 症候群の 1% 以下であり，コルチゾール過剰が潜在性である場合は偶発腫瘍として発見される．BMAH による Cushing 症候群の多くは 50～60 代で発見されるが，極軽度のコルチゾール過剰症は診断の平均 8 年前から存在していると考えられている．

◆BMAH には家族例もある(後述)．BMAH ではコルチゾール自律分泌能が弱く，そのため臨床的に Cushing 症候群が明らかになる量のコルチゾール過剰産生をきたすには大きな結節容積が必要である．

◆BMAH はこれまで corticotropin(ACTH)-independent macronodular adrenal hyperplasia(AIMAH)と称されてきた．しかしながら，近年，BMAH 組織は局所で異所性に ACTH を産生することが示された．26 検体の BMAH 組織を検討したところ，全検体でパラクリンとしての ACTH 分泌が，さらに 25 検体で中等度から強い ACTH 免疫染色が確認された．また 2 例では選択的副腎静脈サンプリングで副腎静脈での ACTH 値ステップアップが認められ副腎からの ACTH 分泌が確認された．しかしながら，副腎からの ACTH 分泌は正常下垂体の 50 分の 1 であるため血中 ACTH 濃度には反映せず，本症における血中 ACTH 値は低値のままである．このように BMAH におけるコルチゾール過剰分泌の一部は局所での ACTH パラクリン作用によると考えられ，AIMAH という名称は適当ではないと考えられるようになった．

◆BMAH による Cushing 症候群の一部の患者は早朝空腹時の血清コルチゾール値が低値であるが食後に上昇し，食事依存性 Cushing 症候群とよばれる．これは本症において gastric inhibitory polypeptide(GIP)がコルチゾール分泌を促進するためであ

る．患者の血清 GIP 濃度は正常であるが副腎皮質の GIP 受容体発現が増加しており，GIP 刺激に対するコルチゾール分泌の感受性が亢進している．GIP 受容体の過剰発現の原因は不明である．5-hydroxytryptamine(HT)-4 受容体，バソプレシン V1a 受容体，β アドレナリン受容体，LH 受容体など，他の異所性受容体の過剰発現も示唆されている．これらは副腎皮質に異所性に発現している G 蛋白共役型受容体(G-protein-coupled receptors；GPCRs)であり，cAMP 増加，蛋白キナーゼ A(PKA)活性亢進を介して副腎皮質の増大やグルココルチコイド自律分泌に関与する．

◆最新の研究では，腫瘍抑制遺伝子である armadillo repeat containing 5(*ARMC5*)の体細胞変異が BMAH の原因の一つとして同定された．BMAH 98 例中 24 例(26％)において *ARMC5* の不活性化変異が同定された．特に家族例では *ARMC5* 体細胞変異が原因である可能性が考えられる．

◆以上のように，BMAH の病態生理として，パラクリン作用型 ACTH 分泌，異所性 G 蛋白共役型受容体の発現，*ARMC5* 体細胞変異などが考えられている．しかし，これらの病因の解明が進んでも，BMAH の治療法が両側副腎摘出術であることは変わらない．

本患者は副腎摘出術を受けた．それぞれの副腎重量は 200 g 以上であり，病理学的に BMAH と診断された．

正解：D

● 文 献

・Albiger NM, *et al*.：An analysis of different therapeutic options in patients with Cushing's syndrome due to bilateral macronodular adrenal hyperplasia：a single-centre experience. *Clin Endocrinol (Oxf)* 2015；**82**：808-815.
・Assié G, *et al*.：ARMC5 mutations in macronodular adrenal hyperplasia with Cushing's syndrome. *N Engl J Med* 2013；**369**：2105-2114.
・De Venanzi A, *et al*.：Primary bilateral macronodular adrenal hyperplasia. *Curr Opin Endocrinol Diabetes Obes* 2014；**21**：177-184.
・Espiard S, *et al*.：ARMC5 Mutations in a Large Cohort of Primary Macronodular Adrenal Hyperplasia：Clinical and Functional Consequences. *J Clin Endocrinol Metab* 2015；**100**：E926-935.
・Gagliardi L, *et al*.：ARMC5 mutations are common in familial bilateral macronodular adrenal hyperplasia. *J Clin Endocrinol Metab* 2014；**99**：E1784-1792.
・Louiset E, *et al*.：Intraadrenal corticotropin in bilateral macronodular adrenal hyperplasia. *N Engl J Med* 2013；**369**：2115-2125.

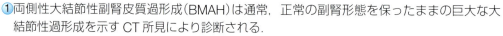

クリニカルパール

①両側性大結節性副腎皮質過形成(BMAH)は通常，正常の副腎形態を保ったままの巨大な大結節性過形成を示す CT 所見により診断される．
②特徴的な CT 所見のため，副腎がん，副腎腺腫，PPNAD など，他の副腎性 Cushing 症候群との鑑別は容易である．
③BMAH の病態生理として，パラクリン作用型 ACTH 分泌，異所性 G 蛋白共役型受容体の発現，ARMC5 体細胞変異などが考えられている．
④病因に対する有効な治療法が確立されるまでは，BMAH の最良の治療法は両側副腎摘出術である．

Case 25　II 副腎

巨大副腎腫瘍の術後治療

51歳女性：最近発見された副腎腫瘍の精査加療のために紹介された．患者は腹部膨満感を感じていたため，かかりつけ医は腹部CTを実施した（図1）．右副腎を含む少なくとも15×10×15 cmの巨大腫瘍を認め，右房に達する腫瘍血栓を伴って下大静脈に浸潤していた．体調は良好で体重も安定している．高血圧の既往なし．

身体所見：血圧 128/86 mmHg，BMI 38.4 kg/m^2．肥満は全身性，対称性である．右上腹部に腫瘤を触知する．それ以外に特記すべき所見はない．

血液，尿検査結果を表1，2に示す．

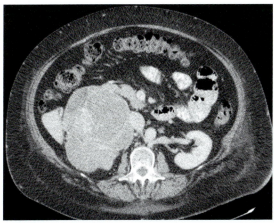 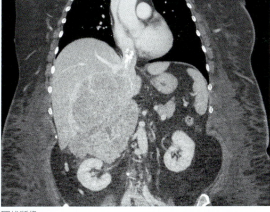

水平断像　　　　　　　　　　　冠状断像
図1　腹部CT

表1　血液検査結果

ナトリウム	142 mEq/L	カリウム	4.0 mEq/L
コルチゾール（午前8時）	14.6 μg/dL（7〜25）	ACTH（午前8時）	28 pg/mL（10〜60）
アルドステロン	26 ng/dL（<22）	DHEA-S	930 μg/dL（35〜179）

表2　尿検査結果

24時間尿中遊離コルチゾール	26 μg/日（3〜45）		
24時間尿中遊離メタネフリン分画			
メタネフリン	220 μg/日（<400）	ノルメタネフリン	460 μg/日（<900）

Q 患者が手術から回復したら検討すべき追加治療は次のうちどれか．

A. メチロシン（α-methyl-L-tyrosine，DEMSER）
B. シクロホスファミド，ビンクリスチン，ダカルバジンによる化学療法
C. メチラポン
D. ミトタン（o, p'-DDD）
E. スピロノラクトン

解説

◆本患者の巨大な副腎腫瘍(15 × 10 × 15 cm)は右房に達する腫瘍血栓を伴って下大静脈に浸潤している．これは副腎がん(adrenocortical cancer；ACC)でみられる所見で副腎腺腫や褐色細胞腫ではみられない(訳者注：褐色細胞種でも下大静脈の腫瘍塞栓が経験される)．唯一認められる検査異常は血清DHEA-Sの増加である．巨大な内部不均一の副腎腫瘍，副腎静脈・下大静脈での腫瘍血栓，血中DHEA-Sの増加，他の副腎ホルモン過剰症状の欠如，などの一連の所見はACCの診断に合致している．手術により1,760 gの右副腎皮質がんが摘出された．下大静脈内の腫瘍血栓も無事に除去された．

◆ACCの予後は極めて不良である．外科的な完全切除が第一選択であり，かつ治癒し得る唯一の機会である．完全切除が可能であったと思われる例においても，多くは手術前に既に微小転移が潜在していることから，5年生存率は30%に過ぎない．下大静脈への腫瘍血栓が存在する例では肺転移はほぼ必発である．しかしながら，下大静脈に腫瘍が進展している例でも，専門家の多くは腫瘍摘出を推奨する．腫瘍血栓が右房に進展している場合は，人工心肺を用いた体外循環が必要になる可能性がある．この侵襲の高い手術の手術合併率は許容可能で，平均余命を延長し得る．110例のACCを対象とした検討では，56%の例が局所に限局した病変に対する手術に良好に反応し，無再発生存期間は少なくとも2年であったと報告されている．

◆ミトタン(o, p'-DDD)(解答D)は副腎皮質に細胞毒性を有する薬剤で，殺虫剤であるDDTの異性体である．ミトタンのアジュバント治療の有効性は，1985年から2005年の間に，イタリアの8センター，ドイツの47センターで「外科的に完全切除」し得た177例のACCを対象とする後ろ向き研究で報告されている．ミトタン治療群の無再発生存期間は42か月で，2つの対照群の各々10か月，25か月と比較して，有意な延長を認めた．現在，ミトタンのアジュバント治療に関する前向き研究がヨーロッパで実施されている．ミトタンは投与量依存性に食思不振，悪心，嘔吐，下痢，認知障害，皮疹，高コレステロール血症などの副作用を認める．ミトタンは"外科的に切除可能"であった例におけるアジュバント治療薬あるいは外科的切除が困難な例における治療薬として位置付けられるが，ミトタンでACCが治癒することはない．本患者は下大静脈での腫瘍血栓を認め，転移性病変の可能性が高いことから，アジュバント治療の実施につき，患者と十分に話しあう必要がある．

◆メチラポン(解答C)はACCに対する抗腫瘍効果はない．

◆シクロホスファミド，ビンクリスチン，ダカルバジン併用療法(解答B)は悪性褐色細胞腫の治療選択肢である．本患者はカテコールアミン過剰分泌の症状，症候は見当たらない．24時間尿中遊離メタネフリン分画は正常範囲である．

◆メチロシン(α-methyl-L-tyrosine, DEMSER)(解答A)はカテコールアミン合成過程の律速ステップであるチロシン水酸化酵素を阻害する薬剤で，カテコールアミン産生性腫瘍のアブレーションあるいは手術の前処置として使用される．細胞毒性はないため，副腎皮質腫瘍における治療薬としての意義はない．

◆血漿アルドステロン濃度は基準値上限を超えているが，その意義は血漿レニン活性の数値なしで評価できない．さらに，本患者の血圧は正常で，臨床的に重要なアルドステロン過剰を示す証拠はない．それゆえ，スピロノラクトン(解答E)による治療の適応はない．

正解：D

文献

- Else T, et al.：Adjuvant therapies and patient and tumor characteristics associated with survival of adult patients with adrenocortical carcinoma. J Clin Endocrinol Metab 2014；99：455-461.
- Fernandez Ranvier GG, et al.：Surgical Management of Adrenocortical Carcinoma. Endocrinol Metab Clin North Am 2015；44：435-452.
- Haghdani S, et al.：Adrenocortical carcinoma with renal vein tumor thrombus extension. Urol J 2015；12：2037-2039.
- Mihai R：Diagnosis, treatment and outcome of adrenocortical cancer. Br J Surg 2015；102：291-306.
- Nakamura Y, et al.：Adrenocortical Carcinoma：Review of the Pathologic Features, Production of Adrenal Steroids, and Molecular Pathogenesis. Endocrinol Metab Clin North Am 2015；44：399-410.
- Swan RZ, et al.：Adrenocortical carcinoma with intracaval extension to the right atrium：resection on cardiopulmonary bypass. Ann Surg Oncol 2012；19：1275.
- Terzolo M, et al.：Adjuvant mitotane treatment for adrenocortical carcinoma. N Engl J Med 2007；356：2372-2380.
- Vajtai Z, et al.：Suprarenal retroperitoneal liposarcoma with intracaval tumor thrombus：an imaging mimic of adrenocortical carcinoma. Clin Imaging 2014；38：75-77.

クリニカルパール

①臨床医は臨床所見，生化学的検査および CT 所見から ACC を疑う必要がある．
②副腎腫瘍から下大静脈に腫瘍血栓が進展する所見は，ACC に診断的な所見である．
③下大静脈の腫瘍血栓の存在は，副腎腫瘍の手術適応の可能性を除外するものではないが，転移性病変のリスクは明らかに増大する．
④有効な化学療法が確立されていないことから，ACC 患者の治療は困難で，外科的完全切除が唯一の治癒機会である．
⑤すべての「完全切除例」においてミトタンによるアジュバント治療の実施を検討する必要がある．

Case 26 ミネラロコルチコイド受容体拮抗薬と副腎静脈サンプリング

Ⅱ 副腎

55歳男性：友人から診療に困っている患者に関する相談があった．降圧薬を5剤服用しているが血圧コントロール不良かつ著明な非薬剤性の低カリウム血症（1.9 mEq/L）を合併している．次に実施された原発性アルドステロン症（PA）のスクリーニングでは血漿アルドステロン濃度が56 ng/dL（基準値＜22），血漿レニン活性（PRA）が感度以下（基準値0.6〜3.0 ng/mL/時）で，陽性であった．本患者では正式な機能確認検査は実施されなかった．なぜならこの友人は2016年に発表される米国内分泌学会の新ガイドラインでは，自然発生的な低カリウム血症，血漿アルドステロン濃度（PAC）＞30 ng/dL，レニン活性の抑制を認める場合には，機能確認検査は不要と記載されることを知っていたからである．友人はカリウム製剤で低カリウム血症を補正しようとしたが困難で，4週間前からスピロノラクトン（50 mg/日）を開始した．

腹部CT（図1）において，両側副腎に結節性変化を認める（左＞右）．深在性腎嚢胞を認める．

友人は患者に副腎静脈サンプリング（AVS）を受けさせたいと考えている．現在の処方はメトプロロール（50 mg 2錠 分1/日），リシノプリル（20 mg 分1/日），クロニジン（0.2 mg 2錠/日），アムロジピン（10 mg 分1/日），ヒドララジン（20 mg 4錠/日），KCL（40 mEq 4錠 分4/日），スピロノラクトン（50 mg/日）．これらの薬剤の服用中は血清カリウム 3.5 mEq/L，PAC 62 ng/dL（基準値＜22），PRA＜0.6 ng/mL/時（基準値0.6〜3.0）であった．

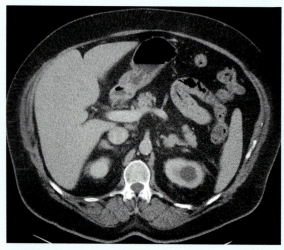

図① 腹部CT

Q 友人はスピロノラクトン服用中であってもAVSが実施できるかどうかのアドバイスを求めた．友人への助言として最も適切なのはどれか．

A．スピロノラクトンを2週間中止後にAVSを実施
B．現在の服薬のままでAVSの実施可能
C．スピロノラクトンを6週間中止するとともに，α1遮断薬を追加

解説

◆AVSに際してどのような薬剤の服用が可能かは臨床医から最もよく聞かれる疑問である．タンデム質量分析法などのアルドステロン測定法の進歩により，測定系に直接的に干渉する薬剤はない．それゆえ，薬剤がPAにおける評価に影響する機序は生理学に関係している．たとえば，ミネラロコルチコイド受容体（mineralocorticoid receptor；MR）拮抗薬（スピロノラクトン，エプレレノン）による治療は，もし投与量が多くMRを完全に阻害し，アルドステロン作用が阻害された場合は，PAの検査に影響する可能性がある．PAの患者でアルドステロン作用が阻害されると，腎からの過剰なナトリウム再吸収とカリウム排泄がストップし，循環血漿量の増加が止まり，むしろ循環血漿量が減少する結果，体液量を回復するために腎臓からのレニン分泌が増加する．それゆえ，MR拮抗薬の投与量が十分に高ければ，PRAの抑制は解除され，アルドステロン産生腺腫（APA）とは反対側の副腎からのアルドステロン分泌を刺激する結果，副腎静脈血中アルドステロンの左右較差をマスクする可能性がある．

◆本患者ではカリウム補充および50 mgのスピロノラクトン服用にかかわらず低カリウム血症の状態であった．低カリウム血症があるということは，アルドステロンの作用が十分に阻害されていないことを意味している．友人が実施した検査でPRAが抑制されていたことはまさにそのことを証明している．このような状況では，AVSを含め，アルドステロン測定が関連するいかなる検査も実施可能である（解答B）．AVS実施前に期間にかかわらずスピロノラクトンを中止（解答A，C）

表1 ACTH負荷AVSの結果

右副腎静脈 PAC	11,500 ng/dL
右副腎静脈 PCC	635 μg/dL
左副腎静脈 PAC	230 μg/dL
左副腎静脈 PCC	457 μg/dL
IVC PAC	82 ng/dL
IVC PCC	21 μg/dL

する必要はない．

◆ACTH負荷AVS（開始30分前から50 μg/時でACTHを点滴）の結果を表1に示す．非APAサイドからのアルドステロンは明らかに抑制されていた．A/Cは右18.1，左0.5でLRは32であった．LR＞4であれば手術が推奨される．本患者では副腎CT上，腫瘍が小さい側がアルドステロン過剰の部位であった．腹腔鏡下右副腎摘出術により，径1.2 cmの黄金色の皮質腺腫が見つかった．手術翌日のPACは＜4 ng/dLであった．

正解：B

● 文 献

- Haase M, et al.: Outcome of adrenal vein sampling performed during concurrent mineralocorticoid receptor antagonist therapy. *J Clin Endocrinol Metab* 2014；**99**：4397-4402.
- Torres VE, et al.: Association of hypokalemia, aldosteronism, and renal cysts. *N Engl J Med* 1990；**322**：345-351.
- Young WF Jr, et al.: Approach to the patient with hypertension and hypokalemia. UpToDate（http://www.uptodate.com/contents/approach-to-the-patient-with-hypertension-and-hypokalemia）Accessed August 30, 2015
- Young WF, et al.: What are the keys to successful adrenal venous sampling（AVS）in patients with primary aldosteronism? *Clin Endocrinol (Oxf)* 2009；**70**：14-17.
- Young WF, et al.: Role for adrenal venous sampling in primary aldosteronism. *Surgery* 2004；**136**：1227-1235.

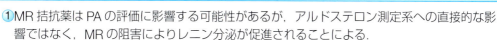

① MR拮抗薬はPAの評価に影響する可能性があるが，アルドステロン測定系への直接的な影響ではなく，MRの阻害によりレニン分泌が促進されることによる．

② MR拮抗薬あるいはその他の降圧薬を服用中にかかわらずPRAが抑制されていれば，AVSを含めていかなるアルドステロン関連の検査も有効である．

③ 腎臓の深在性嚢胞は長期間持続している低カリウム血症を示唆するもので，PAおよび合併する低カリウム血症の治癒に伴い嚢胞も回復する．

Case 27

II 副腎

褐色細胞腫のスクリーニング検査

58歳女性：腹部違和感を主訴に受診し，腹部単純CT（図1）で右副腎に1.6 cmの腫瘤が偶発的に発見された．腫瘤は単純CTでCT値が－5 Hounsfield unit（HU），造影剤投与から10分後の撮影では72％の造影剤排出が認められた．

患者は褐色細胞腫を示唆する症状を有さず，カテコールアミン過剰時にみられる発作症状の既往はないとのことである．8年前に高血圧を指摘され，メトプロロール（50 mg 分1），リシノプリル（20 mg 分1），ヒドロクロロチアジド（25 mg 分1），アミトリプチリン（25 mg 就前）の内服治療を受けている．

身体所見：BMI 34.2 kg/m^2，血圧 138/88 mmHg，脈拍 70回/分，全身状態良好，心音正常，腹部触診所見に異常を認めない．一般検査では血清電解質および血清クレアチニン値は正常範囲である．尿検査結果は表1に示す．

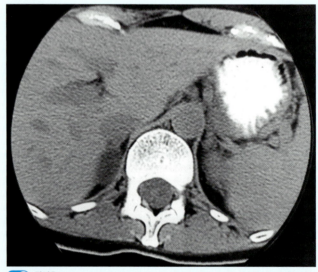

図1 腹部CT

表1 24時間蓄尿検査結果

メタネフリン	140 μg/日（< 400）	ノルメタネフリン	1,360 μg/日（< 900）		
アドレナリン	12 μg/日（< 20）	ノルアドレナリン	230 μg/日（< 80）	ドパミン	366 μg/日（< 400）

Q 次に行う検査として最も適切なのはどれか．

A. ^{123}I-MIBGシンチグラフィ
B. 血漿メタネフリン分画の測定
C. 血漿カテコールアミン分画の測定
D. メトプロロールを中止し2週間後に24時間蓄尿検査を再検
E. アミトリプチリンを中止し2週間後に24時間蓄尿検査を再検

解説

◆褐色細胞腫の診断のためのホルモン検査は内服薬のない状態で行うのが最良である．しかし多くの場合は継続せざるを得ない．三環系抗うつ薬は，血漿および24時間尿中メタネフリン分画，カテコールアミン分画に影響を及ぼす可能性が最も高い薬剤である．カテコールアミン分泌腫瘍のスクリーニングを行う際には，臨床的に安全が確保できれば三環系抗うつ薬や向精神薬はホルモン検査の少なくとも2週間前には漸減，中止することが望ましい．一方，selective serotonin reuptake inhibitors（SSRIs；選択的セロトニン再取り込み阻害薬）や serotonin and norepinephrine reuptake inhibitors（SNRIs；セロトニン・ノルアドレナリン再取り込み阻害薬）は褐色細胞腫の診断において臨床的に問題となる影響を及ぼさない．アミトリプチリンは第一世代の三環系抗うつ薬である．ノルアドレナリンの取り込みを阻害しシナプス間でのノルアドレナリン濃度を上昇させるため，血中，尿中ノルアドレナリン，ノルメタネフリン値が上昇する．これは，内因性ノルアドレナリンおよびノルメタネフリンの上昇であり，薬剤によるホルモン測定系への直接の影響ではない．この症例はアミトリプチリンを中止して2週間後に24時間尿検査を再検され（回答E），その結果ノルメタネフリンもノルアドレナリンも正常化していた．

◆この症例で発見された副腎腫瘍はCT値が−5HUであり非機能性副腎腺腫であった．Hounsfield値はX線の減衰の程度を半定量的に評価する方法である．非造影CTで腺腫の細胞質内脂肪は低X線減衰，つまり低HUとして示され，腺腫でない腫瘍は高X線減衰として示される．また，腺腫の場合は造影後期に造影剤が迅速に排出されるが，腺腫でない場合は排出が遅延する．腺腫とそれ以外（副腎皮質がん，褐色細胞腫，がんの副腎転移）を鑑別する場合，造影剤投与から10分後の造影剤排出率が50％以上の場合の腺腫の診断感度・特異度は100％である．本患者の副腎腫瘍の画像的特徴は良性の副腎皮質腺腫を示唆している．以上に述べたような副腎偶発腫瘍のCT所見のキーポイントを理解していれば，そもそも褐色細胞腫のスクリーニングは行われないと思われる．この腫瘍が褐色細胞腫である可能性はゼロに近い．

◆^{123}I-MIBGシンチグラフィ（解答A）はホルモン検査で褐色細胞腫が確実となったものの，腹部CTで腫瘍が発見されない場合に実施すべき検査である．また，悪性あるいは多発性褐色細胞腫が疑われる場合にも実施される．MIBGシンチグラフィの感度は80％にすぎず，特異度は24時間尿中メタネフリン分画やカテコールアミン分画（特異度90〜99％），血漿メタネフリン分画（特異度97〜100％）より低い．

◆血漿カテコールアミン分画測定（解答C）は本患者においては不要である．そもそも血漿カテコールアミン分画は偽陽性率が高く，腎不全やドパミン分泌腫瘍以外では，多くの場合は診断に有用ではない．血漿メタネフリン分画測定（解答B）も同様である．三環系抗うつ薬は尿中，血漿ともにノルメタネフリン値を上昇させる．

◆メトプロロール（解答D）および他のすべての降圧薬はカテコールアミン分泌に影響しないため中止の必要はない．さらに，以前の測定法ではラベタロール，ソタロール，α-メチルドパがメタネフリンやカテコールアミン測定系に直接影響を与えることが知られていたが，現在のようにタンデム質量分析計（MS/MS）や高速液体クロマトグラフィを用いる場合にはこれらの問題はない．

正解：E

●文献

- Lenders JW, et al.：Endocrine Society. Pheochromocytoma and paraganglioma：an endocrine society clinical practice guideline. *J Clin Endocrinol Metab* 2014；**99**：1915-1942.
- Perry CG, et al.：The diagnostic efficacy of urinary fractionated metanephrines measured by tandem mass spectrometry in detection of pheochromocytoma. *Clin Endocrinol (Oxf)* 2007；**66**：703-708.
- Sawka AM, et al.：A comparison of biochemical tests for pheochromocytoma：Measurement of fractionated plasma metanephrines compared with the combination of 24-hour urinary metanephrines and catecholamines. *J Clin Endocrinol Metab* 2003；**88**：553-558.
- Young WF Jr：Clinical practice. The incidentally discovered adrenal mass. *N Engl J Med* 2007；**356**：601-610.

クリニカルパール

①ノルアドレナリン値，ノルメタネフリン値上昇の最も一般的な原因は内因性ホルモン分泌を上昇させる薬剤の影響である．

②三環系抗うつ薬は褐色細胞腫のスクリーニング検査偽陽性の原因として最も頻度の高い薬剤である．

③LC-MS/MSや高速クロマトグラフィを用いたホルモン測定法（訳者注：米国ではLC-MS/MSが，日本では高速クロマトグラフィが一般的）ではいずれの降圧薬も褐色細胞腫のホルモン測定に影響を与えない．

④^{123}I-MIBGシンチグラフィはCTで副腎に腫瘍が発見されないが，ホルモン学的に褐色細胞腫が明らかな場合の局在診断として実施すべきである．

⑤副腎偶発腫瘍の診断の際には，褐色細胞腫のホルモン所見より腫瘤の画像所見のほうが臨床的に重要である．

Case 28

II 副腎

副腎不全の最も頻度の高い原因

59歳女性：副腎不全の精査のために紹介受診した．8年前から下背部の痛みがあり，1年前から4か月ごとに腰椎椎間関節腔への徐放性ステロイド剤の注射を受けていた．さらに同様の注射を右肩関節痛に対して6か月前と1か月前に，また股関節痛に対して2か月前，8か月前，11か月前に受けていた．

過去1年の間に体重は18 kg増加し，顔面は丸く赤みを増すようになった．患者は皮下出血しやすく，近位筋の筋力低下を自覚するようになった．易疲労感，倦怠感が次第に増悪したことから，6か月前に医療機関を受診した．血液検査の結果，血中および24時間尿中コルチゾール，血中ACTH，DHEA-Sはいずれも感度以下であった．迅速ACTH（250 μg）試験での血中コルチゾールは基礎値1.1 μg/dL，ピーク値4.6 μg/dLであった．副腎不全の診断にて，当初，ハイドロコルチゾンとプレドニンで治療が開始されたが，足首の浮腫をきたし，症状は改善しなかった．グルココルチコイドがデキサメタゾン（0.5 mg/日）に変更され，5か月間治療されたが，近位筋の筋力低下はむしろ増悪し，玄関の20 cmの段も上がることができなくなった．患者は自分がひどく疲れて弱っていると感じた．また，前述のステロイド剤以外は貼布薬，吸入薬を含め他のステロイドの服用はないとのことであった．症状が進行性に増悪することから，患者はなんとか副腎不全をもっとよくしたいと必死であった．かかりつけ医はデキサメタゾンの投与量を増やすことを助言した．

現在の処方内容：デキサメタゾン（0.5 mg/日），メトプロロール（50 mg 分2/日），イブプロフェン（800 mg 分2/日），ガバペンチン（2,400 mg 分4/日），オメプラゾール（20 mg 分1/日）．

来院時の身体所見：血圧138/92 mmHg，脈拍74回/分．BMI 36.6 kg/m^2，満月様顔貌，中心性肥満を認めたが，皮膚の色素沈着は認めなかった．腕で支えないと座位から立ち上がることができなかった．頸背部と鎖骨上窩に脂肪沈着が明らかであった．

Q 本患者への最も適切なアドバイスはどれか．

A. 下垂体MRIの撮影
B. 下垂体ACTH分泌能の機能評価のためにCRH試験の実施
C. 合成ステロイド使用のスクリーニング検査
D. ガバペンチンを中止
E. 緩徐にステロイドを中止し，運動療法を開始

解説

◆副腎不全の最も頻度の高い原因は医原性Cushing症候群である．換言すれば，Cushing症候群の症状，徴候を認めるにもかかわらず血中コルチゾールが低値であれば，真の副腎不全によるものではなく，外因性グルココルチコイドによる副腎の抑制によると言える．この単純な概念は一般に誤解されやすく，間違った治療がされることになる．本例は副腎不全で衰弱する患者の話では全くない！

◆非経口的ルート（例：関節腔内，皮膚局所，吸入）で投与されるグルココルチコイドは全身的な影響はないと間違って理解されていることが多い．関節腔注射に最も一般的に用いられる薬剤であるメチルプレドニゾロンとトリアムシノロンは，非常に強力なグルコルチコイドで，関節腔から数か月かけて緩徐に漏出する．血中のグルココルチコイド濃度は生理的レベルを超え，視床下部のCRHニューロン，下垂体のACTH産生細胞を抑制する．視床下部—下垂体系の抑制程度とCushing様徴候の程度はグルココルチコイドの投与回数と総投与量と相関する．さらに，合成グルココルチコイドの生体での代謝に個人差があり，一回の徐放性グルココルチコイドの注射により臨床的にCushing症候群を呈する例もある．ここで合成グルココルチコイドのスクリーニング（尿，LC-MS/MSなど）（解答C）を選択することも可能だが，本患者ではステロイドの由来は明確である．合成グルココルチコイドのスクリーニングはおもに薬剤が内緒で使用された場合の薬剤の検出に有益である．

◆本例のように病態生理が明らかな状況では，下垂体MRI（解答A）を実施する理由は全くない．また，CRH試験（解答B）の結果（すなわち，ACTHとコルチゾールがほとんど無反応）は初めから予想可能で，本例の診断に寄与しない．疼痛管理が本患者における医学管理の主要な因子であることから，ガバペンチン[抗てんかん薬であるが，レストレスレッグス（restless legs）症候群や慢性疼痛にofflabel（保険適用外）で使用されている]はとりあえず継続すべきで，ペインクリニックに紹介することを考慮すべきである．

◆本患者は自分が副腎不全ではなく医原性Cushing症候群であったことを聞き，非常に驚いた．残念ながら，本患者のような例は決してまれではない．外因性グルココルチコイドは視床下部—下垂体機能の回復が可能なように緩徐に漸減していく必要があり（解答E），長くて6〜12か月程度の期間が必要である．漸減の速度は患者がステロイド離脱症候群にどの程度耐えられるかに依存する．また，Cushing症候群の多くは減少した筋肉量を回復するための運動療法を開始する必要がある．さらに，シックデイの対処方法，悪心・嘔吐症状が反復する際のグルココルチコイド筋肉注射の必要性，ステロイド補充中であることを示す投薬注意票の携行なども教育する必要がある．

◆本患者におけるグルココルチコイドの典型的な減量プロトコールは次の通り．

・デキサメタゾン（0.5 mg）を中止し，ハイドロコルチゾン（朝20 mg，午後4時10 mg）に変更する．ハイドロコルチゾンは半減期が短く，視床下部—下垂体—副腎（HPA）系を"覚醒"するのにより有用である．

・ハイドロコルチゾンへの変更後，患者は筋肉痛，倦怠感，体調不良を自覚するが，これらの症状は副腎不全によるものではなく，むしろステロイドからの離脱によるものである．ステロイド離脱症状は不可避かつ視床下部—下垂体—副腎系の機能回復過程で必須の症状といえる．

・患者の症状が安定（通常2〜6週間）したら，午後のハイドロコルチゾンを5 mgに減量するが，減量に伴いステロイド離脱症状が増悪する可能性がある．もし，通常の日常生活にも支障があるほどであれば，いったん補充量を減量前に戻し，2〜4週間待って再度減量を試みる．

・患者の症状が安定（通常2〜6週間）したら，午後の投薬を中止する．視床下部—下垂体は夜間および早朝時間帯に回復し，それを促進するためにも短時間作用型のステロイドの朝一回投与にすることは重要である．

・患者の症状が安定（通常2〜6週間）したら，朝のハイドロコルチゾンを15 mgに減量する．以後，ハイドロコルチゾンの漸減は不要である．血中コルチゾール濃度を午前8時，朝の服薬前に測定する．このコルチゾールレベルは前日朝ハイドロコルチゾン服用後24時間経過していることから，測定されるコルチゾールは内因性のものである．当初は血中コルチゾールは非常に低値（例：<2 μg/dL）である．測定は6週間

ごとに反復し，＞10 μg/dL になれば視床下部—下垂体—副腎系は回復したと判断してハイドロコルチゾンを中止する．ただし，中止後1年間は重症疾患に際してのステロイド補充を指示する．

正解：E

● 文 献
- Azizi F, et al.：Outbreak of exogenous Cushing's syndrome due to unlicensed medications. *Clin Endocrinol*(*Oxf*) 2008；**69**：921-925.
- Hopkins RL, et al.：Exogenous Cushing's syndrome and glucocorticoid withdrawal. *Endocrinol Metab Clin North Am* 2005；**34**：371-384.
- Leary J, et al.：Hypothalamic-Pituitary-Adrenal Suppression and Iatrogenic Cushing's Syndrome as a Complication of Epidural Steroid Injections. *Case Rep Endocrinol* 2013；2013：617042.

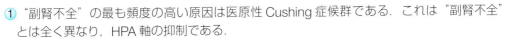

☆クリニカルパール☆

① "副腎不全"の最も頻度の高い原因は医原性 Cushing 症候群である．これは"副腎不全"とは全く異なり，HPA 軸の抑制である．
② もし医師が Cushing 徴候を有する患者で血中コルチゾール低値に気づいたら，まず原因は外因性ステロイド投与である．
③ 非経口的ルートで投与されるすべてのグルココルチコイドは吸収されて全身への影響があり，医原性 Cushing 症候群と HPA 軸抑制の原因となる．
④ ステロイド離脱症候群の症状を副腎不全と勘違いしてはならない．

Case 29　II 副腎

側腹部痛と両側副腎腫瘍

68歳女性：両側副腎腫瘍の精査目的で受診．1か月前に急に息切れを生じ，左下肢深部静脈血栓および多発性肺梗塞と診断された．当初，ヘパリン治療を受け，現在はワーファリンを投与されている．今回，患者は突然に両側側腹部痛と悪心を認めた．腹部 CT を図1に示す．

単純および造影 CT では両側性の内部不均一な副腎腫瘍を認め，良性の副腎腺腫とは異なる所見を呈した．左副腎腫瘍は 3.3 cm × 2.6 cm，右副腎腫瘍は 3.0 cm × 2.7 cm 大であった．隣接する腸間膜脂肪は両側性に軟部組織の肥厚あるいは浮腫の所見がみられた．副腎腫瘍は造影効果をほとんど認めなかった．

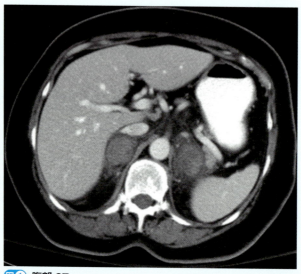

図1　腹部 CT

Q 本例の CT 所見に最も一致する検査所見はどれか．

	血清ナトリウム (mEq/L)	血清カリウム (mEq/L)	血清コルチゾール (午前8時) (μg/dL) (基準値 7〜25)	血漿 ACTH (午前8時) (pg/mL) (基準値 10〜60)	24時間尿中ノルメタネフリン (基準値 < 900)
A	129	5.2	0.9	900	920 μg
B	144	3.4	44	< 10	300 μg
C	140	4.0	14	20	9,200 μg
D	146	3.1	18	40	300 μg
E	144	3.4	44	250	300 μg

解説

◆本患者は深部静脈血栓と肺塞栓に対する抗凝固治療開始1か月後に両側側腹部痛と両側性副腎腫瘤の急激な出現を認めている．最近ワーファリン治療を開始した患者において，両側副腎出血が本例のような症状を呈する最も可能性の高い原因である．解答Aにおける検査結果が，両側副腎出血による原発性副腎不全に最も一致している．血中コルチゾールは低値で，ACTHは増加している．軽度の低ナトリウム血症と軽度の高カリウム血症はグルココルチコイドとミネラルコルチコイド欠乏の両者に関連する．急性副腎出血に際しては，出血と採尿のタイミングにもよるが，24時間尿中ノルメタネフリン排泄の著増を認めることがある．本患者でも軽度の24時間尿中ノルメタネフリンの増加を認め，それは身体的ストレスの程度に一致していた．

◆その他の4つの解答にある検査プロフィールは本患者の臨床所見に一致していない．解答BのプロフィールはACTH非依存性Cushing症候群でみられるデータである．ACTH非依存性Cushing症候群のCT所見は通常，孤発性副腎腺腫（通常，最大径4cm未満），孤発性副腎がん（通常，最大径4cm以上），両側性腺腫，両側性大結節性副腎過形成（AIMAH），あるいはPPNADにみられる微小結節性過形成のいずれかのパターンである．本患者のCT所見はこれらのいずれの副腎性Cushing症候群の所見に合致していない．

◆解答Cの検査所見は褐色細胞腫のそれで，通常，血管に富んだ一側性あるいは両側性の腫瘍である．

◆解答Dは原発性アルドステロン症にみられる所見で，通常，一見正常副腎とみえる所見，片側性の結節，あるいは両側性の微小結節性所見を呈する．

◆解答Eの検査所見は高度のACTH依存性Cushing症候群に特徴的な所見で，両側の副腎ともに正常あるいは過形成を示す．

◆本患者ではその後の画像検査で，両側性の副腎出血を示唆する所見を呈する一方，転移性副腎腫瘍などの副腎病変が否定的な所見が認められた．1か月後の画像検査（図2）では当初と比較して両側副腎腫瘤が縮小し腫瘤の辺縁が明確になる一方，中央部の増強効果が減弱し，副腎出血の吸収に一致する所見を示した．しかしながら，副腎腫瘍の存在も否定できないことから，3か月後に画像検査を再検したところ，両側副腎サイズの劇的な縮小を認め，両側副腎出血の吸収に一致した所見であった．左副腎には径1.3cmの残存結節を認めた．18か月後のCTでは両側副腎の萎縮を認めた．両側副腎出血の典型的な終末像は両側副腎の石灰化で，数年の経過を要する．両側副腎出血による原発性副腎不全は本患者におけるのと同様に，通常，永続的である．

正解：A

文献

- Akiyama S, et al.: Adrenal Metastasis and Hemorrhage Secondary to Hepatocellular Carcinoma. *Intern Med* 2015；**54**：1513-1517.
- Lam KY, et al.: Metastatic tumours of the adrenal glands: a 30-year experience in a teaching hospital. *Clin Endocrinol (Oxf)* 2002；**56**：95-101.
- McGowan-Smyth S: Bilateral adrenal haemorrhage leading to adrenal crisis. *BMJ Case Rep* 2014 Jun 26；**2014**.
- Vella A, et al.: Adrenal hemorrhage: a 25-year experience at the Mayo Clinic. *Mayo Clin Proc* 2001；**76**：161-168.
- Warkentin TE, et al.: Heparin-induced thrombocytopenia presenting as bilateral adrenal hemorrhages. *N Engl J Med* 2015；**372**：492-494.
- Young WF Jr: Clinical practice. The incidentally discovered adrenal mass. *N Engl J Med* 2007；**356**：601-610.

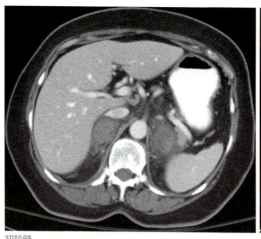
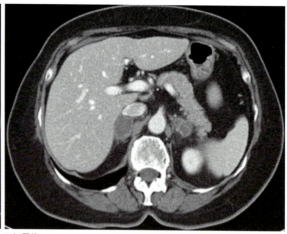
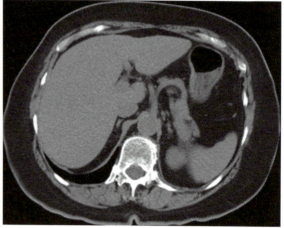

初診時　　　1か月後

3か月後　　　18か月後

図❷ 腹部 CT の経過観察

✦クリニカルパール✦

① 抗凝固治療中の患者で急激な両側性側腹部痛を認めた場合は，両側副腎出血を疑う必要がある．
② 両側副腎出血の CT 所見は副腎腺腫とは明らかに異なり，内部不均一な副腎腫瘤である．通常，周囲の軟部組織の肥厚ないし腸間膜脂肪織の浮腫の所見を伴う．出血性副腎腫瘤には造影効果をほとんど認めない．
③ 両側性副腎出血のすべての患者ではグルココルチコイドおよびミネラロコルチコイドの欠乏の有無を評価する必要がある．
④ 両側副腎出血に伴う原発性副腎不全は全例ではないが通常は永続性である．
⑤ 両側性副腎出血の患者では転移性腫瘍などの腫瘍性病変が隠れていないことを確認するため，経過観察の画像検査が重要である．

Case 30　II 副腎

急速に増大する副腎腫瘤

73歳男性：右副腎の腫大の精査目的で紹介受診した．2年前（2004年）に左腎臓上極の腎細胞がん（径13×11×8 cm，grade 3）に対して左腎摘および左副腎摘出術を受けた．腫瘍の境界は明瞭であった．同時に摘出された左副腎は肉眼的に正常であった．その他特に大きな医学的問題はなく，服薬中の薬剤もない．腹部CTで定期的に経過観察されており，右副腎の急激な増大が指摘された（図1）．直近のCTでは右副腎に径4.0×2.3×2.3 cm，造影される腫瘤を認めた．

身体所見：健康そうに見える．肥満あり（BMI 31.7 kg/m²）．血圧135/82 mmHg．脈拍90回/分．心音正常．甲状腺は触診上正常で臨床的にも機能正常．Cushing様徴候はない．

血液検査結果を表1に示す．

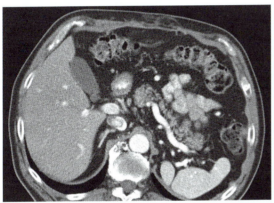
2005年3月

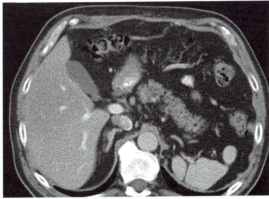
2005年8月

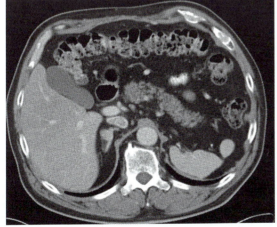
2005年12月

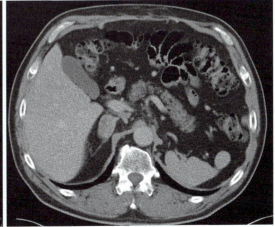
2006年3月（当院受診時）

図1　腹部CT

表1　血液検査結果

| ナトリウム | 142 mEq/L | カリウム | 4.3 mEq/L | クレアチニン | 1.4 mg/dL |

Q 次のステップとして最適なのはどれか

A. 1 mg 一晩法デキサメタゾン抑制試験
B. 24 時間蓄尿中メタネフリン・カテコールアミン分画
C. アルドステロン／レニン比
D. FDG-PET スキャン
E. ^{123}I-MIBG シンチグラフィ

解説

◆副腎外の悪性腫瘍の既往がある患者において，急速に増大する高密度かつ血管豊富な副腎腫瘍を認めた場合は，特に他に明らかな疾患がない場合，転移性病変を考慮する必要がある．他の副腎外病変の有無を検索するため FDG-PET スキャン（図2）（解答 D）が実施された．径 3.5 cm の右副腎腫瘍は強い代謝亢進の所見を示し，転移性病変に一致していた．その他には FDG 集積のある悪性腫瘍の所見はみられなかった．このような状況から，副腎腫瘍の性状は明確で，生検は必要ない．副腎病変が唯一検出される転移病変であったことから，手術的切除が合理的な次の選択肢である．2006 年 4 月右副腎摘出術が実施された．重量は 14.78 g，腫瘍径 4.4 × 2.2 × 1.3 cm で，転移性腎細胞がんと診断された．

◆術後，ハイドロコルチゾンとフルドロコルチゾンの補充が実施された．最後に評価された 2015 年 7 月には腎がんの再発を示す所見は認めなかった．一般にすべての副腎偶発腫瘍では 1 mg 一晩法デキサメタゾン抑制試験（解答 A）の実施が推奨されるが，副腎腫瘍の原因が明らかな場合は必要ではない．腎細胞がんの既往がある本患者では，急激に増大する充実性，血管豊富な副腎腫瘍を転移性腫瘍と考えることは合理的で，デキサメタゾン抑制試験は不要といえる．同様の理由で，アルドステロン／レニン比の評価（解答 C）は不要である．さらに，本患者では高血圧がないことから，多くの臨床医は原発性アルドステロン症（PA）のスクリーニングを実施しないと考えられる．血管豊富な副腎腫瘍の場合，24 時間尿中メタネフリン・カテコールアミン分画を測定（解答 B）するのは合理的といえる．しかしながら，本患者ではわずか 3 か月で右副腎腫瘍が急速に増大したことが観察されていた．典型的な褐色細胞腫の増殖速度は径 0.5 から 1.0 cm/ 年程度である．本患者での腫瘍の増大速度および既往歴などの臨床的状況は褐色細胞腫のそれではない．それ故，褐色細胞腫をスクリーニングすることは合理的ではあるが，選択肢の中では，副腎外に転移性病変があるか否かを検索するための FDG-PET スキャンの実施が，最適な次のステップである．同様の理由で，^{123}I-MIBG シンチグラフィ（解答 E）も必要ではない．

◆副腎への転移性病変は決して少なくない．その頻度が高い理由は明らかではないが，グルココル

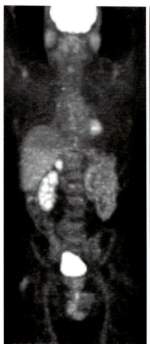
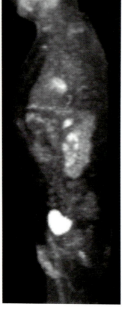

図2 FDG-PET スキャン

チコイド濃度が高いこと，副腎類洞での血液補給が豊富であることに関係すると思われる．剖検においては，副腎転移が転移性肺がんや乳がん（50％），メラノーマ（30％），胃がんや大腸がん（15％）に認められる．約半数では副腎転移は両側性である．しかしながら，臨床症状を呈するあるいは副腎不全を呈するには両側副腎皮質の大部分が破壊される必要があることから，副腎の転移性腫瘍で症状を認めるのは，患者のわずか4％のみである．

◆過去には転移性副腎腫瘍の最も一般的な臨床症状は，原発性副腎不全に伴う所見（疲労感，筋肉痛，悪心，食欲低下，起立性低血圧，色素沈着など）の潜在性，緩徐な出現あるいは側腹部痛であった．しかしながら，悪性腫瘍の病期判定のためのCTおよびPETの実施が一般的となっていることから，転移性副腎腫瘍が全く無症候で発見されることが一般的になっていきている．病理組織学的には腺がんが最も多い．原発巣としては肺，腎臓，胃，乳腺，大腸，皮膚（メラノーマ），膵臓の順に多い．アジア人では食道，肝臓，胆管原発腫瘍の副腎転移が多い．約70％の例では転移性副腎腫瘍は原発悪性腫瘍と同時に発見される．残り30％は原発腫瘍の診断後，平均7～30か月で副腎転移が発見されることが多い．リンパ腫，乳がん，腎細胞がん，結腸・直腸がんでは原発巣と副腎転移巣の発見の間隔が最も長いことが経験されている．

◆転移性病変の正確な病型診断にはCTガイド下吸引細胞診と生検試料の免疫染色が必要で，生検の実施前には偶発腫瘍として発見される褐色細胞腫でないことを生化学的検査で確認しておく必要がある．しかしながら，特徴的な本例のように，多くの例では副腎腫瘍が転移性であることは明らかで，その他の部位に病変を認めない場合は，生検ではなく手術による切除の適応であるといえる．

◆一般に，副腎への転移は予後不良であることを示しており，1年生存率は80％である．しかしながら，副腎転移を外科的に切除した例では切除しない例と比較して生存率が高いことが報告されている．事実，ここで紹介した例でも副腎摘出後，9年間も無再発生存期間であった．近年，比較的小さな副腎腫瘍（最大径5 cm未満）に対する内視鏡的副腎アブレーション治療が実施されてきている．本法は手術適応が難しい患者において，合併症の少ない有効な介入法となる．アブレーションにはラジオ波焼灼術，凍結凝固療法，化学的アブレーションなどがある．起こり得る合併症として高血圧クリーゼ，周囲組織の損傷などがある．

正解：D

● 文 献

- Allen BC, et al.：Adrenal Imaging and Intervention. Radiol Clin North Am 2015；53：1021-1035.
- Hasegawa T, et al.：Unresectable Adrenal Metastases：Clinical Outcomes of Radiofrequency Ablation. Radiology 2015 May 21：142029.
- Hwang EC, et al.：Prognostic factors for recurrence-free and overall survival after adrenalectomy for metastatic carcinoma：a retrospective cohort pilot study. BMC Urol 2014；14：41.
- Lang BH, et al.：High False Positivity in Positron Emission Tomography is a Potential Diagnostic Pitfall in Patients with Suspected Adrenal Metastasis. World J Surg 2015；39：1902-1908.
- Romero Arenas MA, et al.：Adrenal metastectomy is safe in selected patients. World J Surg 2014；38：1336-1342.
- Solaini L, et al.：Adrenalectomy for metastasis：long-term results and predictors of survival. Endocrine 2015；50：187-192.
- Yamakado K：Image-guided ablation of adrenal lesions. Semin Intervent Radiol 2014；31：149-156.
- Young WF Jr：Clinical practice. The incidentally discovered adrenal mass. N Engl J Med 2007；356：601-610.

クリニカルパール

① 副腎外の悪性腫瘍の既往のある患者において，急速に増大する，充実性で血管豊富な副腎腫瘍では，特に他の疾患が明らかでない場合は副腎転移を考慮すべきである．
② 副腎転移のある患者では，悪性腫瘍の原発部位として肺が最も多く，次いで，腎臓，胃，乳腺，大腸，皮膚（メラノーマ），膵臓の順である．
③ 副腎転移を外科的に切除された患者の生存率は切除されていない患者より良好である．

索引

和文

あ・い・え

悪性褐色細胞腫　36
アジュバント治療　70
圧痕性浮腫　49
アブレーション　38, 85
アルドステロン産生腺腫　63
アロマターゼ　8
医原性Cushing症候群　61, 78, 79
栄養不良　8
エストロゲン　7
エプレレノン　73
遠隔転移　37

か・き

外因性エストロゲン　21
外因性グルココルチコイド　78
下垂体機能低下症　3, 5, 17
下錐体静脈洞サンプリング（IPSS）　23, 24
下垂体転移　17
下垂体囊胞　11
下垂体柄効果　13
下垂体柄病変　3
褐色細胞腫　30, 40, 47, 52, 55, 56, 57, 74
カフェオレ斑　31
カプトプリル試験　42
カルチノイド腫瘍　24
肝硬変　8
気管支カルチノイド腫瘍　23
偽性Cushing症候群　19, 23
偽性女性化乳房　7
偽陽性　18
巨大副腎腫瘍　69
筋力低下　77

け・こ

経口食塩負荷　42
経蝶形骨洞手術　23
血漿カテコールアミン分画　75
血清デキサメタゾン　21
血清遊離コルチゾール　18
検出抗体　13

原発性empty sella　5
原発性アルドステロン症　58, 62
原発性副腎機能低下症　60
原発性副腎不全　81
高血圧クリーゼ　41
高コルチゾール血症　28
虹彩過誤腫　31
甲状腺機能亢進症　8
後腹膜播種　35
高用量デキサメタゾン抑制試験（DST）　23
コルチゾール結合グロブリン　21

さ・し

鎖骨上窩脂肪沈着　28
三環系抗うつ薬　75
自己免疫性多内分泌腺症候群2型　60
思春期後女性化乳房　7
思春期女性化乳房　7
持続性思春期女性化乳房　7
腫瘍血栓　70
循環血漿量　73
女性化乳房　7
神経線維腫症1型　31
深在性腎囊胞　72
腎細胞がん　83

す・せ・そ

スクリーニング　20, 74
ステロイド補充療法　60
ステロイド離脱症候群　78
スピロノラクトン　73
スペル　52
性腺機能低下症　8
生理食塩水負荷試験　42, 50
セロトニン・ノルアドレナリン再取り込み阻害薬　75
選択的セロトニン再取り込み阻害薬　75
先天性副腎過形成　61, 67
続発性アルドステロン症　50
側腹部痛　80
ソマトスタチン受容体シンチグラフィ　23

た・ち・て・と

多飲　16
唾液中コルチゾール　20, 28
多尿　16
多発性内分泌腫瘍症　40, 48
　——2型　56
　——2B型　31
中心性肥満　77
帝王切開　45
低カリウム血症　72
デキサメタゾン抑制試験　84
テストステロン　7
転移性副腎腫瘍　85
頭蓋咽頭腫　17
凍結凝固　38
特発性アルドステロン症　63
特発性浮腫　49
トルコ鞍隔膜　5
トルコ鞍腫瘤　16

な・に・の

内因性Cushing症候群　20
内照射　38
二次性empty sella　5
日内リズム　59
尿中アルドステロン排泄量　59
尿中カテコールアミン分画　36, 53, 56
尿中メタネフリン分画　36, 53, 55, 56
尿中遊離コルチゾール　28
尿崩症　3, 17
妊娠　26
妊娠可能年齢　41
妊娠第二期　42, 45
脳神経麻痺　16, 17

は・ひ

胚細胞腫　3, 11
パニック障害　57
パニック症状　52
パラガングリオーマ　47
汎下垂体機能低下症　17
ビスフォスフォネート　38
皮膚線条　26

86

ふ ほ

両側副腎出血　81
両側副腎腫瘍　80
リンパ球性下垂体炎　3，17
ワーファリン　80，81

フェノバルビタール　21
腹腔鏡下左副腎摘出術　63
腹腔鏡下副腎摘出術　28
副腎出血　81
副腎静脈サンプリング　55，56，
　62，72
副腎皮質過形成　67
副腎不全　60，77
浮腫　49
フック効果　13
フルドロコルチゾン　84
フロセミド　49
ブロモクリプチン　50
プロラクチノーマ　11，13
プロラクチン（PRL）　13
捕獲抗体　13
発作　52

ま み

マクロアデノーマ　13
満月様顔貌　26，77
慢性頭痛　4
慢性粘膜皮膚カンジダ症　60
水制限試験　3
ミトタン　70
ミネラロコルチコイド拮抗薬　50
ミネラロコルチコイド受容体拮抗薬
　72
ミネラロコルチコイド受容体阻害薬
　43

ら り わ

ラジオ波焼却　38
ランゲルハンス細胞組織球症　3
立位試験　64
良性下垂体腫瘍　17
両側性大結節性副腎過形成　67

欧文

A B C

ACTH 依存性 Cushing 症候群　23，
　28
ACTH 産生下垂体腫瘍　23
ACTH 負荷　63
Addison 病　60
AIMAH（corticotropin（ACTH）-
　independent macronodular adrenal
　hyperplasia）　67
AIRE 遺伝子変異　60
ARMC5（armadillo repeat containing 5）
　68
BMAH（bilateral macronodular adrenal
　hyperplasia）　67
Carney 複合　32
CRH 刺激試験　23
CT ガイド下副腎針生検　35
CT 値　47，75
Cushing 症候群　18，20，26，67
Cushing 徴候　66
CVD 化学療法　38

D E F H I K M N

DHEA-S　70
DST　23
empty sella 症候群　4，5
FDG-PET スキャン　35，84
hCG　8，29
Hounsfield unit　74
Hounsfield 値　75
IPSS　23，24

Klinefelter 症候群　8
MAX 変異　48
MEN2 型　37
NF-1 変異　48

O P R S T V

o, p'-DDD　70
PRL　13
RET 腫瘍遺伝子変異　48
Schmidt 症候群　60
SDHB 遺伝子変異　37
SDHD 遺伝子変異　32
SNRIs　75
SSRIs　75
TMEM127 変異　48
VHL 腫瘍抑制遺伝子　48
VHL 症候群　37
von Hippel-Lindau 病　32，47，48
von Recklinghausen 病　31

数字・ギリシャ文字

α 遮断薬　36
α フェト蛋白　3，11
β-hCG　3，11
β 遮断薬　36
1 mg 一晩法デキサメタゾン抑制試験
　20，28，64
^{131}I-MIBG　38
18-OH- コルチコステロン　64
1 型糖尿病　60
24 時間尿中メタネフリン・カテコー
　ルアミン分画　84
24 時間尿中遊離コルチゾール
　（UFC）　20
24 時間尿中遊離コルチゾール排泄量
　18

- **JCOPY** 〈(社)出版者著作権管理機構 委託出版物〉
  本書の無断複写は著作権法上での例外を除き禁じられています．複写される場合は，そのつど事前に，(社)出版者著作権管理機構（電話 03-3513-6969，FAX03-3513-6979，e-mail：info@jcopy.or.jp）の許諾を得てください．

- 本書を無断で複製（複写・スキャン・デジタルデータ化を含みます）する行為は，著作権法上での限られた例外（「私的使用のための複製」など）を除き禁じられています．大学・病院・企業などにおいて内部的に業務上使用する目的で上記行為を行うことも，私的使用には該当せず違法です．また，私的使用のためであっても，代行業者等の第三者に依頼して上記行為を行うことは違法です．

実診療から生まれた
内分泌クリニカルパール

ISBN978-4-7878-2200-0

2015 年 11 月 30 日　初版第 1 刷発行

執　筆	William F. Young, Jr. （ウィリアム　ヤング　ジュニア）
翻訳・編集	成瀬光栄，平田結喜緒，田辺晶代
発行者	藤実彰一
発行所	株式会社　診断と治療社
	〒100-0014　東京都千代田区永田町 2-14-2　山王グランドビル 4 階
	TEL：03-3580-2750（編集）　03-3580-2770（営業）
	FAX：03-3580-2776
	E-mail：hen@shindan.co.jp（編集）
	eigyobu@shindan.co.jp（営業）
	URL：http://www.shindan.co.jp/
表紙デザイン	株式会社ジェイアイ
印刷・製本	広研印刷 株式会社

©William F. Young, Jr., Mitsuhide NARUSE, Yukio HIRATA, Akiyo TANABE, 2015. Printed in Japan.　[検印省略]
乱丁・落丁の場合はお取り替えいたします．